Monthly Book *Derma.*

編集企画にあたって‥

　女性は，少しでも外見を良くみせたいという思いから化粧品や香粧品を使用する．どこまできれいになりたいか，というゴールには多様性があるが，共通するものとして，自分が快適になりたい，他人からみてもポジティブな印象になりたいという思いがある．この点において男性も同じで，結果的に化粧品や香粧品の種類は幅広く販売消費され，スキンケアからヘアケアまで，老若男女問わず化粧品や香粧品が使用される時代となった．しかし，圧倒的に女性のほうが多種多様な化粧品を使用し，流行に敏感である．したがって，皮膚科医はある程度新しい化粧品の知識を持ち合わせつつ，患者本人の快適さを考慮し，他人からみた印象をより良くする助言をすることが期待されている．したがって，皮膚科医は，皮膚疾患を治療することを第一の目標として，必要であれば，化粧品や香粧品を使用しない選択肢も含めて説明する必要があるし，アレルゲンを排除するために，ノーメイクでいてもらうのが一番良いと思う時でも，患者のニーズに合わせて，できる範囲を教えることが必要であろう．状況に応じた，適確なアドバイスを患者は求めているものである．

　また，忘れてはならないこととして，患者が良かれと思って使用している製品が皮膚疾患の悪化の原因になっていることがしばしばある．そのような背景を考慮して，今回の特集では，まず第一に頻度の高い疾患として，アトピー性皮膚炎，敏感肌，痤瘡，酒皶の患者にみられる，化粧品や香粧品による皮膚トラブルと患者への指導法を取り上げた（伊藤先生，畑先生，小林先生の稿）．また皮膚疾患を直すことができない場合，または治るまでの期間も快適に過ごせるように，カモフラージュメイクについて船坂先生にご執筆いただいた．化粧にはトレンドがあり，新しい化粧法が原因で皮膚炎が発症することもある．そこで，新しい化粧美容法による皮膚トラブルについて関東先生に執筆いただいた．また，最近の傾向として，小児のスキンケアと外用療法は皮膚科医より小児科医のほうが熱心であること，化粧品や香粧品を初めて使用する年齢が低年齢化していることから，トピックスとして，赤ちゃんからのスキンケアと子どもの化粧品や香粧品による皮膚トラブルを取り上げた（塩原先生，岡村先生の稿）．また経皮感作から生じる食物アレルギーには，化粧品の流行をある程度知っておくことも必要である．あの茶のしずく石鹸はどうなったのか，類似事例も含めて峠岡先生に執筆いただいた．

　少しでもきれいになりたい，というささやかな思いが，健康被害の集団発生につながってしまうことがある．再発防止策としての社会的なシステム（SSCI-Net）が整備されつつある（鈴木先生の稿）．最初のアラームを鳴らすのは，皮膚科医の責任でもあることを再認識する次第である．

　思いもよらなかったものが原因であったという事例や，こうすれば上手くいくというエキスパートの考えを広くシェアすれば，即日常診療に役立つに違いないという思いで執筆いただいた．本企画が，皮膚科診療に従事されている先生方のお役に立てば幸いである．

2020 年 7 月

青山裕美

KEY
WORDS
INDEX

WRITERS
FILE
ライターズファイル
(50 音順)

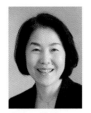

青山　裕美
（あおやま　ゆみ）

1989年	岐阜大学皮膚科入局
1993年	県立岐阜病院皮膚科
1994年	京都薬科大学生命薬学研究所分子病態制御研究部門
1996年	岐阜大学皮膚科，助手
2000年	米国ハーバード医科大学マサチューセッツ総合病院 Cutaneous Biology Research Center 留学
2001年	同病院 Department of Molecular Biology, Diabetes Research Lab 留学
2004年	岐阜大学皮膚科，助手同大学医学部附属病院皮膚科，医員
2011年	岡山大学皮膚科，准教授
2015年	川崎医科大学皮膚科，教授

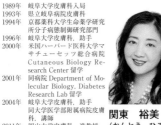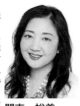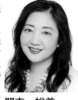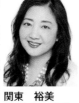

関東　裕美
（かんとう　ひろみ）

1980年	東邦大学卒業
1983年	同大学皮膚科，助手
1986年	東京共済病院，医長
1988年	東邦大学医学部助手復職
1990年	日産厚生会玉川病院，医長
1995年	同，部長
1997年	東邦大学医学部助手復職
2000年	米国 Cincinnati 大学皮膚科留学（リサーチフェロー）
2003年	東邦大学医学部皮膚科助手復職
2005年	同，講師
2007年	同，准教授
2010年	同大学医療センター大森病院，スキンヘルスセンター長（兼任）
2012年	同，臨床教授
2020年	同大学皮膚科学講座，客員教授

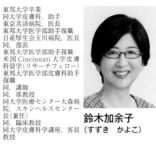

鈴木加余子
（すずき　かよこ）

1988年	福井医科大学卒業刈谷総合病院各科ローテート研修
1989年	名古屋大学医学部付属病院分院皮膚科
1992年	市立池田病院皮膚科
1995年	藤田保健衛生大学皮膚科
2001年	大同病院皮膚科，医長
2002年	同，部長
2003年	東海産業医療団中央病院皮膚科，部長
2005年	刈谷豊田総合病院皮膚科，部長
2017年	藤田保健衛生大学坂文種報徳會病院（現，藤田医科大学ばんたね病院）総合アレルギー科，准教授

伊藤　崇
（いとう　たかし）

2007年	東邦大学卒業同大学医療センター大森病院，研修医
2010年	同病院皮膚科入局（レジデント）
2011年	公益財団法人東京都保健医療公社荏原病院皮膚科，医員
2013年	東邦大学医療センター大森病院皮膚科，レジデント
2014年	同，シニア・レジデント
2015年	同，助教

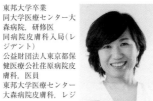

小林　美和
（こばやし　みわ）

1996年	香川医科大学卒業産業医科大学皮膚科学教室入局
1998年	北九州市立八幡病院皮膚科産業医科大学皮膚科
2001年	同，助手
2005年	同，講師
2014年	こばやし皮膚科クリニック（北九州市），副院長

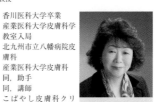

畑　三恵子
（はた　みえこ）

1978年	日本医科大学卒業同大学皮膚科入局
1988年	同，講師
1992年	同，助教授
1995年	ドイツマールブルグ大学皮膚科留学
1998年	日本医科大学付属第二病院皮膚科，部長
2000年	高野医科クリニック，院長
2009年	日本医科大学皮膚科，連携教授

岡村理栄子
（おかむら　りえこ）

1977年	東京女子医科大学卒業同大学皮膚科入局
1979年	米国エモリリ大学皮膚科留学
1981～87年	東京女子医科大学皮膚科，助手，講師
1988年	岡村皮フ科医院開設（小金井市）
2000～14年	日本臨床皮膚科医会学校保健委員会，委員
2005年～	日本小児皮膚科学会学校保健委員会，委員長
2009年	東京学芸大学，非常勤講師

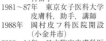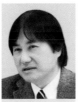

塩原　哲夫
（しおはら　てつお）

1973年	慶應義塾大学卒業
1977年	同大学大学院医学研究科修了国立東京第二病院皮膚科，医員（厚生技官）
1978年	慶應義塾大学皮膚科，助手
1979年	杏林大学皮膚科，講師
1983年	米国エール大学皮膚科，研究員
1988年	杏林大学皮膚科，助教授
1994年	同，主任教授
2016年	同，名誉教授

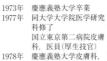

船坂　陽子
（ふなさか　ようこ）

1984年	神戸大学卒業
1988年	同大学大学院修了，医学博士同大学皮膚科，助手
1989～91年	米国エール大学皮膚科留学
1996年	神戸大学付属病院皮膚科，講師米国シンシナティ大学皮膚科留学（文部省短期在外研究員，2か月）
2009年	神戸大学皮膚科，准教授
2010年	日本医科大学皮膚科，准教授
2014年	同，教授

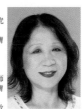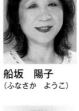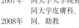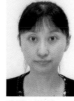

峠岡　理沙
（みねおか　りさ）

2002年	京都府立医科大学卒業同大学皮膚科入局（研修医）
2007年	同大学大学院修了同大学皮膚科，医員
2008年	同，助教
2013年	同，講師（学内）
2017年	同，講師

INDEX Monthly Book *Derma.* No. 299／2020.8 ◆目次

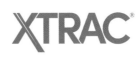
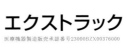
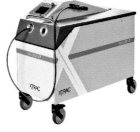

化粧・香粧品による皮膚トラブルと患者指導

◆編集企画／川崎医科大学教授　青山　裕美　◆編集主幹／照井　正　大山　学

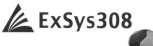
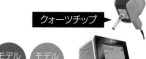
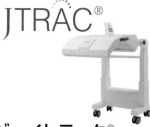

INDEX

MB Derma, 299：1-9, 2020.

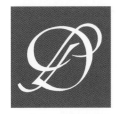

◆特集／化粧・香粧品による皮膚トラブルと患者指導

アトピー性皮膚炎，敏感肌の患者でみられる化粧・香粧品による皮膚トラブルと患者指導

伊藤　崇*

Key words：アトピー性皮膚炎(atopic dermatitis)，敏感肌(sensitive skin)，化粧品皮膚炎(cosmetic dermatitis)，パッチテスト(patch test)，ROAT(Repeated Open Application Test)

Abstract　女性にとって化粧をすることは，日常生活を送るうえで必要不可欠なことである．だが化粧をすることで，化粧品の成分に対するアレルギー反応や刺激反応により，皮膚トラブルを生じる可能性があることも念頭に置く必要はある．

アトピー性皮膚炎や敏感肌を有する女性は，自身の皮膚症状悪化時に，さらに症状が悪化することを懸念して化粧をすることを控えたりする．逆に，症状を隠すために化粧をし，症状を悪化させることもある．この場合も化粧品が原因として言及されるケースが多い．

化粧をすることは QOL の改善につながる可能性もあり，全くしないことにより精神的ストレスとなる場合もある．

症状に応じた治療およびスキンケアの指導を行うことが重要であり，それは皮膚科医の使命でもある．それでも症状が改善しない場合は，原因究明のための手段として化粧品を含めたパッチテストを行うことも，症状改善や本人の心理的不安を改善するという意味で有効である．

はじめに

我々皮膚科医にとって，化粧・香粧品による皮膚トラブルを主訴に診察を行う機会は日常的なことである．背景にアトピー性皮膚炎(以下，AD)，アトピー素因，敏感肌を有する人に多い傾向がある．主に使用部位，特に目立つ顔面に症状が出現していることから，化粧・香粧品による接触皮膚炎(以下，CD)が疑われ，患者は原因究明を望む．原因究明にはパッチテスト(以下，PT)が実施されるが，必ずしも原因特定に至るとは限らない．また，PT により思いがけない原因が特定されることも少なくはないことから，PT の実施は原因アレルゲンの特定に有用である．原因が特定されることにより，患者の思い込みなどを払拭する指導ができるとともに，スキンケアの重要性の指導に

も効果的となる．我々皮膚科医はそういった知識を持つことが重要であり，それが患者との信頼関係の構築にもつながり，治療に相乗効果が期待できる．

敏感肌とアトピー性皮膚炎(AD)

1．敏感肌

敏感肌という言葉に皮膚科学的な定義はない．敏感肌は主観的な症状が主体であり，原因が様々であることから不明瞭な部分が多い．ただ，共通して種々の環境因子に対しての皮膚の自覚的な過剰反応状態と考えられている[1]．敏感肌に関しては，皮膚科医と患者との間ではその意識にズレがある．皮膚科医は敏感肌について，皮膚のかぶれ，乾燥や肌荒れを主訴とするもので，紅斑，乾燥，瘙痒を主症状とし，病名としては CD や AD である割合が高いとされる．原因としては，皮膚バリア機能の低下，刺激閾値の低下，乾燥であると考えられる[1]．

* Takashi ITO，〒143-8541 東京都大田区大森西 6-11-1　東邦大学医療センター大森病院皮膚科，助教

表 1. 敏感肌の分類（Mills らの分類）
（文献 6 より）

> ・明らかな皮膚疾患を有する敏感肌
> ・軽微，あるいは非定型な皮膚疾患を有する敏感肌
> ・過去に何らかの皮膚トラブルを経験した敏感肌
> ・上記以外の敏感肌（臨床的には健常皮膚）

一方，患者は皮膚の違和感やトラブルをすべて敏感肌とする便宜的な考え方である場合が多く，3割以上が自らを敏感肌と考えているという報告もある[2]．

2．アトピー性皮膚炎（AD）

アトピー性皮膚炎診療ガイドライン 2018[3]によると，AD とは増悪と軽快を繰り返す瘙痒のある湿疹を主病変とする疾患で，患者の多くはアトピー素因を持つ．アトピー素因とは，気管支喘息，アレルギー性鼻炎，結膜炎，AD のうちいずれかあるいは複数の家族歴や既往歴があるか，IgE 抗体を産生しやすい素因（血中総 IgE 値とアレルゲン特異的 IgE 抗体価を考慮する）を有するかである．自分が AD とは思っていなくとも，血液検査などから定義上 AD とされる場合もある．また，総 IgE 値の上昇をきたさない AD もあり，それを戸倉[4]は内因性 AD と定義している．内因性 AD 患者では金属アレルギーを有していることが多く，PT ではニッケルやコバルトの陽性率が高いとされる[5]．実際に PT を行うと，コバルトやニッケルに加え，スズや亜鉛などの金属の陽性率も高い印象がある．また金属以外にも，界面活性剤の陽性率も高い傾向があり，これらは刺激である可能性が高い．それを裏づけるように，72 時間判定では International Contact Dermatitis Research Group（以下，ICDRG）基準の判定で陽性であっても，1週間後の判定で陰性となる場合が多い．

AD のコントロールが悪いと，皮膚バリア機構が破綻し，普段であれば刺激とならないものであっても刺激となることがあるため，PT をより正確に行う意味でも，AD のコントロールは重要となる．

3．敏感肌と AD

敏感肌と AD の関連性は非常に深い．生理学的特徴は両者で共通する部分もあり，Mills ら[6]の分類（表1）にもあるように，敏感肌を疾患肌から臨床的には健常な肌まで分類して扱われることが多くなっている．

化粧品・香粧品

化粧品とは，スキンケア化粧品，メイクアップ化粧品，ヘアケア化粧品に分類される[7]．それを表2[7]に示す．その他に洗顔製品，シャンプーやトイレタリー製品，さらにフレグランス製品まで広く含んでおり，化粧品を使用しない日がないほど，我々の日々の生活に密接に関わっている．フレグランス製品を含んでいることを言及するために，香粧品という言葉を用いる場合もある[8]．

化粧品の定義は，1960 年制定の薬事法第 2 条第 3 項に，「人の身体を清潔にし，美化し魅力を増し，容貌を整え又は皮膚もしくは毛髪をすこやかに保つために身体に塗擦，散布その他これらに類する方法で使用されることが目的とされている物で，人体に対する作用が緩和なもの」と記載されている．

メイクアップと CD

女性にとってメイクアップをすることは，日常生活，社会生活を営むうえで必要不可欠なものである[9]．メイクアップには，ベースメイク（化粧品下地の上にファンデーションを塗る）と，ポイントメイク（眼，唇などの部分を魅力的にみせる）がある．ポイントメイクには，アイブロウ，ビューラーでの睫毛カールや，睫毛にボリュームを与え長くみせるマスカラ，さらに眼瞼に塗るアイシャドウやアイライン，頬紅，口紅などがある[9]．メイク自体で CD を起こすことはもちろんのこと，メイクに使用する道具，例えばビューラーなどでは，ビューラーの金属素材や睫毛にあたる部分のゴム素材などで CD を起こす場合もあり，注意が必要である．臨床症状から疑わしい場合は,PT で金属アレルギーやゴムないし加硫促進剤アレルギーの確認が必要となる．ビューラーなどの金属素材のものに金属が含有しているかを簡易的に調

表 2. 化粧品の種類と剤型（文献 7 より）

カテゴリー	化粧品の種類		剤 型
スキンケア化粧品	メイク落とし		ローション，ジェル，オイル，クリーム
	洗顔料		クリーム（フォーム），ジェル，ウォーター，石鹸，透明石鹸
	化粧水（ローション）：溶液状のもの		
	乳液（エマルジョン）：油と水が乳化したもののうち粘度の低いもの		
	美容液		エマルジョン，ジェル
	クリーム：油と水が乳化したもののうち粘度の高いもの		
	マスク・パック		剝がすタイプ，水で流すタイプ
	サンスクリーン		リキッド，エマルジョン，クリーム，シート
メイクアップ化粧品	ベースメイクアップ	化粧下地	クリーム
		コンシーラー	クリーム，パウダー
		ファンデーション	パウダー，リキッド，クリーム，スティック
		おしろい	パウダー
	ポイントメイクアップ（目）	アイブロー（眉墨）	パウダー（チップオン，パウダー），ペンシル，リキッド，マスカラ
		アイシャドー（アイカラー）	パウダー（チップオン，パウダー），クリーム，スティック
		アイライナー	リキッド，パウダー，ペンシル
		マスカラ	
	ポイントメイクアップ（口）	リップライナー	ペンシル
		口紅	スティック，クリーム，リキッド
		グロス	粘稠な油分
	ポイントメイクアップ（頬）	頬紅（チークカラー）	パウダー，クリーム，スティック，リキッド
	仕上げ	フェースパウダー	パウダー（ハイライト，シャドウ）
ヘアケア化粧品	洗浄料		リキッド，パウダー
	コンディショナー		リキッド，ジェル，クリーム
	整髪料		リキッド，ジェル，クリーム，スプレー
	染毛剤・染毛料	永久染毛剤（酸化染毛剤・非酸化染毛剤）	2 剤タイプ
		半永久染毛料（酸性染毛剤）	ヘアマニキュア，カラーリンスなど
		一次染毛料	スティック，パウダー
	除毛剤		クリーム
	脱毛剤		ワックス，テープ
その他	制汗剤・腋臭防止剤		スプレー，スティック，ロールオン

べる方法として，ニッケルとコバルトに関してはスポットテスターというものがある．これは，株式会社スマートプラクティスジャパンで購入可能である．

その他，化粧用スポンジやパフ，粉物をつけるためのブラシなどの化粧用具による CD もあるた

め，化粧に使用する道具にも十分注意する必要がある．

AD 患者のメイクアップの注意点

AD 患者は皮膚バリア機能・保湿機能が低いため，健常人よりも化粧品での CD や刺激感などを

生じるリスクがある.

ベースメイクの下に保護作用のある保湿剤を塗り，低刺激性の化粧品を用いるのが無難である．また，メイクを落とすときも重要で，メイククレンジングを含めた洗浄剤による刺激や，洗浄時の機械的刺激による皮膚障害が問題になることもある．洗浄料や洗顔剤に含まれる界面活性剤は，一次刺激性CDの原因となる可能性があるほか，皮膚の乾燥をきたす可能性や，一時的なバリア機能低下を引き起こすことにより，同時に配合されている他成分や洗浄後に外用する成分の経皮吸収を増加させる危険がある．メイククレンジングを行う際には，適量のクレンジング料を用いてこすらないように優しく行い，洗顔後は忘れずに保湿剤を塗布する．ダブル洗顔は乾燥肌や肌トラブルを引き起こすリスクとなるため，AD患者では控えるほうが無難である．

CDなどの副反応や皮膚症状増悪の可能性を考えて，AD患者に化粧を禁止することは簡単であるが，女性として当たり前なことを制限されるストレスは計り知れない[10]．化粧にはリスクもあるがベネフィットな部分も多い.

有川らは，軽度の皮膚症状があったとしても，医師の診察とその後のカウンセリングを含めた化粧指導を行ったうえで使用する製品を選べば，メイクアップはAD女性患者の不安，緊張の緩和とQOLの向上をもたらすと論じている[11]．つまり，メイクアップは女性にとって社会生活をしていくうえで，自信を与えるために重要かつ必要不可欠なものであることが示唆される．

化粧品皮膚炎の原因および治療

化粧品が原因で起こる皮膚症状として，① 接触皮膚炎，② 光接触皮膚炎，③ 接触蕁麻疹，④ 感覚刺激などが挙げられる．①～③はアレルギー性のものと非アレルギー性のものがある．ADではバリア機能低下のため，化学物質の経皮吸収が亢進し，非アレルギー性の機序による皮膚反応が健常人よりも発症しやすく，さらに感作も生じやすいため，アレルギー性CDのリスクも高まる．アレルギー性CDの原因物質として，香料や保存料（防腐剤など），染毛剤に含まれるパラフェニレンジアミン，保湿剤や外用薬の基剤に含まれるラノリンなどが知られる．刺激性接触皮膚炎は，すべての化粧品が原因となり得る[9]．

AD患者において，炎症症状があるときはステロイドないしタクロリムスの外用薬（抗炎症外用薬）による治療を行い，炎症症状の緩解後は，低下しているバリア機能や保湿機能を補完し，炎症の再燃を予防するために，保湿・保護のスキンケアを継続することが望ましいとされる[12]．

一般に化粧品の保湿剤である化粧水や乳液，クリームは，処方薬と比較して伸展性がよく，べとつかないなど使用感に優れ，ファンデーションのつきをよくする化粧下地として用いることもある[9]．

一方，AD患者は病院で処方される保湿剤を使用することが多い[9]．白色ワセリン，ヘパリン類似物質含有保湿剤，尿素含有保湿剤などがその代表である（表3）[12]．疾患肌に安全であることが必要であるため，化粧水や乳液，クリームに比べると使用感は劣る[9]．

原因特定・診断：パッチテスト（PT）

CDの原因特定にはPTを実施する必要がある．当院では化粧品による接触皮膚炎を疑われた患者に対し，本人の希望があれば積極的にPTを実施している．

持参される化粧品も貼布するが，化粧品のうち，洗い流す必要がある製品やヘアケア製品などは，製品をそのまま貼布すると刺激反応を生じるため，製品を原則1%に希釈して貼布する[13]．希釈が困難であるときは，製品を皮膚に塗るだけのオープンテストを実施してみたり，あるいは抗原を貼布して20分後に剝がすなど，検査での侵襲をなるべく少なくするように工夫しながら皮膚反応を観察する．同時にスタンダードアレルゲン（パッチテストパネル®(S)：Japanese Baseline

表 3. 保湿・保護を目的とした外用薬（文献 12 より）

分　類	代表的な製品名
1．皮表の保護を主としたもの	
油脂性軟膏	白色ワセリン，サンホワイト®(精製ワセリン)，プロペト®(精製ワセリン)，亜鉛華軟膏，亜鉛華単軟膏，サトウザルベ軟膏，アズノール® 軟膏など
2．皮表の保湿を主としたもの	
水中油型クリーム(oil in water；O/W)	ヒルドイド® クリーム，ウレパール® クリーム，ケラチナミン®ｺｰﾜクリーム，パスタロン® クリームなど
油中水型クリーム(water in oil；W/O)	ヒルドイド® ソフト軟膏，パスタロン® ソフト軟膏など
乳剤性ローション	ヒルドイド® ローション，ウレパール® ローション，パスタロン® ローションなど
その他	ヒルドイド® フォームなど

Series)を貼布すると，日常生活で感作された可能性のある金属，ゴムアレルゲン，防腐剤や香料アレルゲンの感作ないしアレルギーの有無が確認できる[14]．その他，個々の症状に応じて金属アレルゲンシリーズ，香料シリーズ，化粧品添加剤シリーズ，場合によってはヘアダイシリーズなどを同時に貼布する．

化粧品皮膚炎は刺激性 CD が多い傾向にある．また，製品 PT で陽性であっても，成分 PT で陰性ということをよく経験する．これは至適濃度で貼布ができていないと反応が誘発できないためだと考えられる．

PT の判定では，刺激反応かアレルギー反応か迷ったとき翌週に再度判定をし，刺激反応(紅斑や浮腫が弱め)であれば時間とともに反応が減弱する傾向がある．アレルギー反応(紅斑や浮腫がより明確)であれば時間とともに強くなっていく可能性がある．つまり，PT では経時的な観察が必要となる[14]．化粧品 PT の現場では，製品 PT が陰性であっても，実際に使用して刺激感などの違和感がある場合を数多く経験する．そういった場合には，Repeated Open Application Test (ROAT)を実施して確認をすることが推奨される[15]．

ROAT とは

CD の原因物質を確認するための使用試験であり，Hannuksela ら[16]により標準化された塗布試験である．方法は，試料を前腕屈側の肘窩付近に1 日 2 回，最長 7 日間塗布する．7 日以上は塗布しない．1 回について約 0.1 mL 程度を 5 cm^2 程度に塗布する．その試料が原因であれば，塗布部位に紅斑や丘疹などの湿疹病変が惹起され陽性と判定する．7 日塗布しても反応がない場合は，ROAT陰性と判定し終了とする．ROAT を施行するのは，① 原因と思われる製品(化粧品，家庭用品など)が PT で ?+(ICDRG 基準)の弱い反応または陰性であったとき，② アレルギー性 CD の原因として既知でない物質や，これまで原因物質として報告のない物質のときである．また，固定薬疹の際にも原因薬剤を 30% ワセリン基剤に調整しROAT を施行すると，flare up して原因薬剤を確定できる場合があり，有用である[15]．

AD の症状が強く，全身，特に一般的な PT 貼布部位とされる背部や上腕外側などに湿疹病変があり，パッチテストが実施できない場合にもROAT は有用である[17]．

PT 実施の意義・有用性と患者指導

化粧品皮膚炎の疑いで PT 実施を目的に受診される患者の多くは，AD，脂漏性皮膚炎，酒皶，酒皶様皮膚炎などを基礎疾患に持つ場合が多い[14]．本人が自覚していない場合も多いが，各疾患の特徴的な臨床像から鑑別できる場合もあり，臨床像の把握は重要となる．自身の基礎疾患や皮膚質(肌質)の把握が不十分であると，スキンケアが適切に行えず，使用している化粧品に原因があると考え，代替品や新製品を取り入れる．あるい

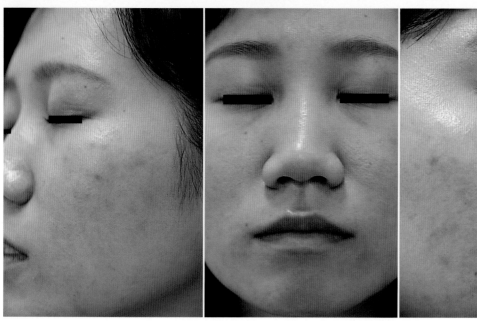
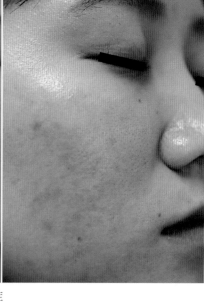

図 1. 症例 1：28 歳，女性．初診時現症

は，日常のストレスの影響で化粧品障害を起こしたのではないかと何かに理由をつけたくて，原因の矛先が化粧品となっていることも少なくない．実臨床では前述した基礎疾患の悪化や心因性変化が混在していることが多く[18]，皮膚症状を気にしすぎて皮膚を洗いすぎたり，触りすぎたりしていることが原因である場合が多く，実際は洗浄剤などによる刺激性 CD であることが圧倒的に多い[18]．化粧品皮膚炎なのか基礎疾患の悪化なのかを正確に診断するために，まずはアトピー素因の有無を検索し，基礎疾患の悪化が示唆される所見があれば，その治療をしっかりと行い，軽快後に原因確認や刺激を起こしにくい製品を見つける目的で PT を行う．PT で化粧品が原因でないことが判明すれば，基礎疾患の治療(抗アレルギー薬内服，局所ステロイドあるいは免疫抑制剤外用など)およびスキンケア指導に専念することも可能になる．PT で原因が確認できた場合は，その製品は使用中止とする．化粧品使用を全てやめてしまうことは，皮膚防御機能補助ができなくなることにもつながるため，適切な化粧品の使用指導まで皮膚科医は関わるべきである．

次に，化粧品皮膚炎の疑いで受診され，PT を実施した症例を提示する．

＜症例 1＞28 歳，女性

両頬の瘙痒感を伴う皮疹を主訴に受診．ステロイドや免疫抑制剤の外用および抗アレルギー薬の内服で症状は改善するものの，中止すると症状が再燃するため精査目的で受診．化粧品類や化粧品用品(チークブラシ)などが原因と考えられ持参．PT を実施した．初診時現症を図 1 に示す．両上眼瞼に瘙痒感を伴う淡い紅斑がみられ，T ゾーン，両頬，頤部には瘙痒感と軽度浸潤を伴う紅斑がみられ，両頬は一部酒皶様であった．

結果として，72 時間判定で，持参のシャンプー，トリートメントと美容クリームが ICDRG 基準で ?+ となった．他に，$SnCl_4$ と $CoCl_2$，ラウリル硫酸ナトリウム(以下，SLS)とポリオキシエチレンラウリル硫酸ナトリウム(POE)，アルブチンで ?+ であったが，2 週間後には反応は全て消失していた(図 2)．血液検査では，総 IgE は 108 IU/mL と上昇はなかったが，特異的 IgE でスギ，コナヒョウヒダニ，ハウスダストが陽性(クラス 3)であったことからアトピー素因を有することが判明した．

PT の結果から，化粧品に関しては刺激反応と思われ，血液検査と臨床症状から AD と考えられ，スキンケアの指導により症状は改善している．

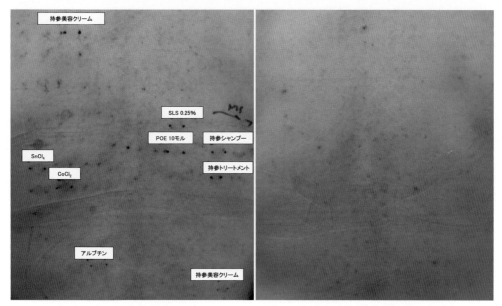

図中のラベル:
- 持参美容クリーム
- SLS 0.25%
- POE 10モル
- 持参シャンプー
- SnCl₄
- CoCl₂
- 持参トリートメント
- アルブチン
- 持参美容クリーム

a．PT 72 時間後　　　　　　　b．PT 2 週間後

図 2. 症例 1：パッチテスト結果

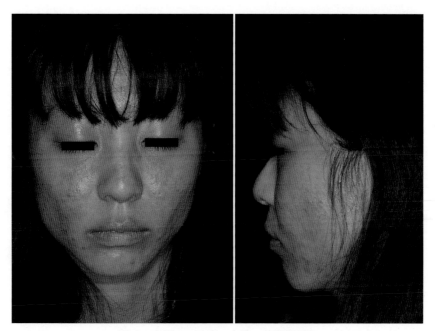

図 3. 症例 2：28 歳，女性．初診時現症

＜症例 2＞28 歳，女性

　顔面の皮疹を主訴に受診．以前から両眼瞼の紅斑と痤瘡があり，メイククレンジングを新しいものに変更した 1 週間後に顔面の発赤，腫脹，瘙痒感が出現．ステロイド外用および抗アレルギー薬の内服で症状改善した．その後，他のメイククレンジングに変更したが同様の症状が出現したた

め，精査目的で受診．メイククレンジングや保湿クリームなどが原因と考えられ持参．PT を実施した．基礎疾患に AD がある．初診時現症を図 3 に示す．顔面は全体的に乾燥し，瘙痒感と浸潤を伴う紅斑と搔破痕がびまん性にみられ，一部苔癬化もみられた．

　結果として，72 時間判定で，持参のメイククレ

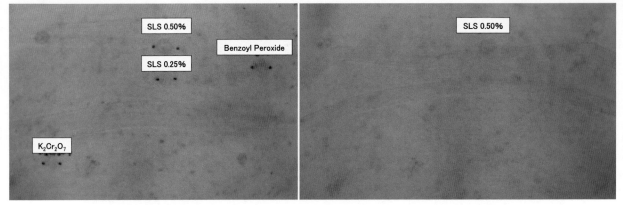

a．PT 72 時間後

b．PT 9日後

図 4. 症例 2　パッチテスト結果

ンジングや保湿クリームは ICDRG 基準で − であった．陽性となったものは SLS のみであったが，9日後判定で反応は色素沈着化していたことから刺激反応と考えられた(図4)．

血液検査では，総 IgE は 795 IU/mL，TARC は 1,093 pg/mL と上昇しており，特異的 IgE でハウスダスト(クラス6)，コナヒョウヒダニ(クラス5)，スギ(クラス3)が陽性であったことから，アトピー素因を有することが判明した．

PT の結果から，化粧品に関しては刺激反応と考えられ，基礎疾患である AD の増悪に伴い，皮膚症状を誘発したものと考えられた．スキンケアの指導により症状は改善している．

症例1はアトピー素因を有し，酒皶様皮膚炎の臨床像がみられ，症例2は基礎疾患に AD がある．PT の結果では，症例1では持参のトリートメントと美容クリーム，症例2では界面活性剤の SLS に刺激程度の反応がみられたのみであり，疑われ持参した化粧品類に有意な反応はみられなかった．このように，化粧品の製品 PT では有意な反応が出ないケースは多い．PT で陽性にならなかった場合でも，刺激になることは多く，実際に使用して皮膚に違和感や刺激感，ときには紅斑や丘疹が出現する場合もある．基礎疾患を有する場合には，スキンケアにより皮膚を万全な状態に維持することはもちろんのこと，使用時に何か異変を感じた場合には，まずは製品の使用を中止して

みることも重要である．どうしてもその製品を使用したい場合は，ROAT は自身で行える簡易的なオープン PT であるため有用な手段となる．それでも判断に迷った際には，皮膚科を受診してよく相談することが重要となる．

おわりに

女性の顔面の皮膚炎の場合，その原因として化粧品類を疑われる場合が多い．ただし，そういった先入観にとらわれ，臨床診断を慎重に行わず治療を行わないと，治療しても症状は改善しない．化粧品類による CD なのか，原疾患(AD，脂漏性皮膚炎，酒皶など)の悪化なのかを確認する手段として PT は有効ではあるが，なかなか実施できないのも現状である．PT を行うことにより，予想された原因の特定もしくは思いがけない原因の特定に至る場合があり，PT 後の患者指導にも有用となる．PT のハンズオンセミナーなども実施されており，そういった機会を利用して PT の知識を習得することも，皮膚科医として日常の診療の一助になるものと考える．

文　献

1) 伊藤　明ほか：皮膚科医からみた「敏感肌」の実態とその認識．臨皮，**54**(2)：109-112，2000．
2) 勝村芳雄：低刺激・低アレルギー性化粧品の研究開発の現状と課題．フレグランスジャーナル，**8**：25-34，1994．

3) 加藤則人ほか：アトピー性皮膚炎診療ガイドライン 2018．日皮会誌，**128**(12)：2431-2502，2018．

4) 戸倉新樹：内因性アトピー性皮膚炎．臨皮，**68**(5)：38-41，2014．

5) Yamaguchi H, et al：High Frequencies of Positive Nickel/Cobalt Patch Tests and High Sweat Nickel Concentration in Patients with Intrinsic Atopic Dermatitis. *J Dermatol Sci*, **72**(3)：240-245, 2013.

6) Mills OH, Berger RS：Difining the susceptibility of acne-prone and sensitive skin populations to extrinsic factors. *Dermatol Clin*, **9**(1)：93-98, 1991.

7) 長沼雅子：【化粧の知識と使い方 皮膚科医のknow-how】化粧品の種類とその使い方―女性はどのように化粧をしているのか？ *J Visual Dermatol*, **5**(5)：406-414，2006．

8) 片桐千華：【美容皮膚科医が知っておくべき化粧品の知識】化粧品・香粧品とは．*BEAUTY*, **2**(7)：4-11，2019．

9) 菊池克子：アトピー性皮膚炎患者のメイクアップ．皮膚臨床，**61**(6)：982-986，2019．

10) 有川順子：【化粧の知識と使い方 皮膚科医のknow-how】アトピー性皮膚炎患者への化粧指導．*J Visual Dermatol*, **5**(5)：454-457，2006．

11) 有川順子ほか：アトピー性皮膚炎女性患者のQOLと化粧．臨皮，**58**(5)：157-159，2004．

12) 田中暁生：従来の治療法の新しい考え方 ① 外用療法 d)保湿外用薬．皮膚臨床，**61**(6)：863-868，2019．

13) 松永佳世子(監)：接触皮膚炎とパッチテスト，学研メディカル秀潤社，pp. 60-61，2019．

14) 関東裕美：化粧品による接触皮膚炎―最近の動向．医学のあゆみ，**240**(8)：659-665，2012．

15) 鈴木加余子：アレルギー検査法(23) 4．皮膚の特殊検査 ③ 誘発テスト b．接触皮膚炎の使用試験．アレルギー・免疫，**22**(3)：86-89，2015．

16) Hannuksela M, Salo H：The repeated open application test(ROAT). *Contact Dermatitis*, **14**(4)：221-227, 1986.

17) 矢上晶子：ステロイド外用薬による接触皮膚炎への対応．皮膚臨床，**61**(6)：1020-1025，2019．

18) 関東裕美：接触皮膚炎―新しいアレルゲン．皮膚病診療，**31**：1244-1251，2009．

Finn Chambers®

The Gold Standard for Contact Allergy Patch Testing

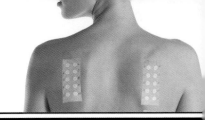

フィンチャンバーAQUA　Finn Chambers® AQUA

商品コード **Z28130**（10チャンバー x 100枚）

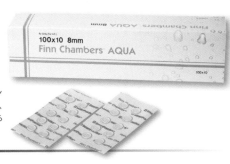

● **操作性の良い**
オープンタイプ
貼りつける前にアレルゲンを塗布しておくことができるオープンタイプのパッチテストテープです。

● **フィルター**
ペーパーがセット
フィルターペーパー（ろ紙）が予めチャンバーに貼り付けられており、固形から液状まで幅広いアレルゲンにそのまま使用できます。

● **耐水フィルムで**
水に強い
伸縮性のある極薄ポリウレタン製のテープが皮膚にフィットし、雨や短時間のシャワーなどからテープを保護します。

フィンチャンバー　Finn Chambers® on Scanpor®

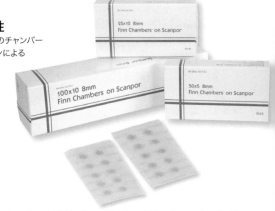

● **高い信頼性**
独自のチャンバー設計による確実な密閉性で優れた粘着力があります。

● **患者さんにやさしい**
高い保湿力を備えたテープで肌に与える刺激を最小限に抑えられます。

● **優れた経済性**
柔軟なサイズ調整のチャンバーで少量のアレルゲンによる検査が可能です。

商 品 名	商品コード	内 径	製品内容
フィンチャンバー（AL）	Z28100	8mm	5チャンバー x 50枚
	Z28101	8mm	10チャンバー x 25枚
	Z28103	8mm	10チャンバー x 100枚
	Z28105	12mm	1チャンバー x 200枚
フィンチャンバー（PP）	Z28104	8mm	10チャンバー x 100枚
	Z28136	8mm	1チャンバー x 150枚
	Z28106	12mm	1チャンバー x 200枚
	Z28107	18mm	1チャンバー x 100枚

フィンチャンバーオープン　Finn Chambers® OPEN

商品コード **Z28119**（10チャンバー x 50枚）

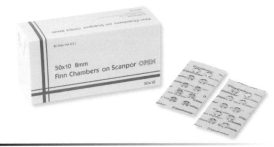

● **便利なオープンタイプ**
アレルゲンの塗布面に保護シートのないオープンタイプのフィンチャンバー。一度に数多くのシートを使用する際の事前準備の時間を短縮できます。

● **高い信頼性**
独自のチャンバー設計による確実な密閉性で優れた粘着力があります。雨や短時間のシャワーなどからテープを保護します。

フィンチャンバーアトピー　Finn Chambers® ATOPY

商品コード **Z28138**（5チャンバー x 50枚）

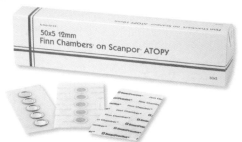

● **高い信頼性**
食品を用いたアトピー性パッチテストに使用する場合、12mmチャンバーはより高い感度（陽性）と関連することが研究により示されています。

● **便利な5チャンバー**
1シートに12mmチャンバーが5つずつ配置されているため、アレルゲンが塗布しやすい設計になっています。

http://patchtest.jp

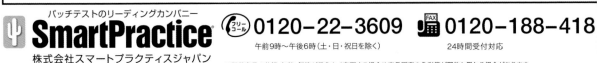

パッチテストのリーディングカンパニー
SmartPractice®
株式会社スマートプラクティスジャパン
〒242-0017 神奈川県大和市大和東2-2-13 アサヒヤマトビル2階

フリーコール **0120-22-3609**
午前9時～午後6時（土・日・祝日を除く）

FAX **0120-188-418**
24時間受付対応

※記載商品の仕様・包装・価格が予告なく変更する場合や商品写真の色彩等が現物と異なる場合があります。
表示価格に消費税は含まれておりません。あらかじめご了承ください。

MB Derma, 299：11-19, 2020.

◆特集／化粧・香粧品による皮膚トラブルと患者指導

痤瘡，脂性肌の患者でみられる化粧・香粧品による皮膚トラブルと患者指導

畑　三恵子* 　星野雄一郎**

Key words：痤瘡(acne)，脂性肌(oily skin)，化粧品(cosmetics)，スキンケア(skin care)，ノンコメドジェニック(non-comedogenic)

Abstract　痤瘡，脂性肌の患者が用いる化粧・香粧品の選択は非常に重要で，その選択により，痤瘡を悪化させることも改善させることもある．そこで痤瘡，脂性肌の患者でみられる化粧・香粧品による皮膚トラブルとスキンケアの患者指導について述べる．

　痤瘡の患者は自分の肌が弱いと思っていることが多く，脂性肌なのに保湿メインの“敏感肌用”，“乾燥肌用”をうたった化粧品を使用していることが多い．また難治例では，細菌感染を起こした化粧・香粧品に気がつかずに使用していることがある．難治な痤瘡例を調べてみると，痤瘡，脂性肌の患者は，皮脂が多いのに角層が壊れていた．それに対し治療薬を処方するだけでなく，ノンコメドジェニックの化粧・香粧品を使用させスキンケア指導をすると，難治例でもかなり改善させることができるので報告する．

はじめに

　皮膚科医をしていると，痤瘡例はかなりの数の患者が受診する．しかも皮膚科に受診する痤瘡例は，他科で簡単に治る患者は受診しないため，難治な症例が多いように思う．脂性肌の患者は痤瘡ができやすいが，痤瘡患者は必ずしも脂性肌だけでなく，乾燥肌が混在していることもある．したがって痤瘡治療には，スキンケアが重要である．しかも化粧・香粧品の選択は非常に重要で，その選択により痤瘡を悪化させることも改善させることもある．そこで痤瘡，脂性肌の患者でみられる化粧・香粧品による皮膚トラブルとスキンケアの患者指導について述べる．

* 　Mieko HATA，〒125-0062　東京都葛飾区青戸 6-4-23-201　医療法人社団恵人会髙野医科クリニック，院長
** 　Yuichiro HOSHINO，〒125-0062　東京都葛飾区青戸 6-4-24-2F　ニュー髙野医科クリニック，院長

化粧・香粧品による皮膚トラブル

　痤瘡・脂性肌での皮膚トラブルは，誤った化粧・香粧品の選択によることが多い．

1．誤った化粧・香粧品の選択による皮膚トラブル

a）保湿メインの“敏感肌用”，“乾燥肌用”をうたった化粧品の使用

　痤瘡，脂性肌の患者は皮脂量が高く，実際に当院の痤瘡 11 例とアトピー性皮膚炎 10 例の皮脂量を測定して比較したところ，両者で明らかな差を認めた(図1)[1]．しかし痤瘡の患者は自分の肌が弱いと思っていることが多く，脂性肌なのに保湿メインの“敏感肌用”，“乾燥肌用”の化粧品を使用していることが多い．また，脂性肌を気にして洗顔を 3 回以上行う行為や，あぶらとり紙で神経質に何回も皮脂を取る行為は，皮脂が一時的に不足して逆に皮脂が出るため，悪循環になる．痤瘡患者が肌トラブルと考えて自分は敏感肌と考えるゆえんである．「ノンコメドジェニック」の記載のない“敏感肌用”，“乾燥肌用”のような化粧品のなかに

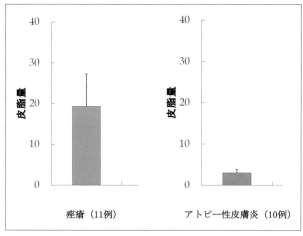

図 1.
当院の痤瘡 11 例とアトピー性皮膚炎 10 例の皮脂量を測定して比較したところ，痤瘡，脂性肌の患者は皮脂量が高く，アトピー性皮膚炎例とは明らかな差を認めた.

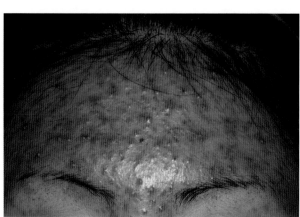 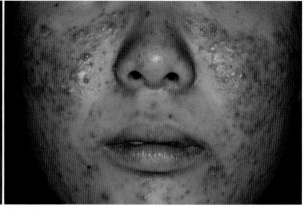

図 2. 19 歳，女性
初診時，丘疹・膿疱が多発し，紅斑が強く認められた．近医で 5 か月間，抗菌薬の内服・外用で治療を受けていた．1 か月後に，成人式の写真を撮りたいので少しでも早く治したいと言って受診した．本人は，自分はドライスキンだと考えて化粧品を選択していた.

は，化粧品の油分がアクネ菌の養分になり痤瘡を悪化させるものがある．面皰が多発しているときは，化粧品が痤瘡を悪化させている可能性が高いので使用を中止させる(図2).

b) 細菌感染を起こした化粧・香粧品の使用

膿疱が多発している難治な痤瘡例の場合，治りが悪い理由が必ずある．① "敏感肌用" として，防腐剤を含まない化粧品を使用していないか．② 手を入れて使用する容器の化粧品がないか．化粧品内に細菌が混入することがあるので使用の有無を問診する．③ ファンデーション用パフに細菌感染が生じる場合がある．毎日パフを洗わせる．④ 難治例では，爪に細菌が残存している．気になって手で顔を繰り返し触るので，膿疱が増加する．手洗いの際，爪のブラッシングをさせる.

細菌感染を起こした化粧・香粧品に気がつかずに使用していた結果，治療を行っていても繰り返し膿疱が多発するため，いつのまにか治療が長期になり，抗菌薬に対し耐性菌が生じてくる(図3)．当院を受診した難治痤瘡 13 例について細菌培養を実施したところ，7 例に多くの内服・外用抗菌薬に対し耐性菌が認められた．難治例では細菌培養を実施して薬剤の有効性を調べ，治療を行う.

2. 化粧・香粧品による接触皮膚炎

a) 刺激性接触皮膚炎

意外に多いのが，使用方法を間違えて生じる刺激性接触皮膚炎である．例えば「洗顔料をクリームと間違えた」，「洗い流すパック剤なのに洗わなかった」など，様々な使用方法の間違いにより刺激性接触皮膚炎が生じる.

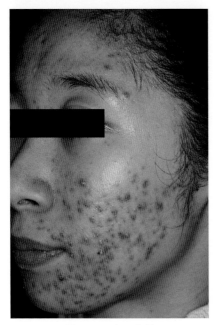

図 3. 25歳，女性
3か月前から5か所のクリニックで痤瘡治療を受けたが改善せず，当院を受診．アダパレン・過酸化ベンゾイル含有外用薬，数種の内服・外用抗菌薬，ケミカルピーリングなどで治療を受けていた．細菌培養を実施したところ，ほとんどの抗菌薬に耐性がある MRCNS(メチシリン耐性コアグラーゼ陰性ブドウ球菌)が検出された．

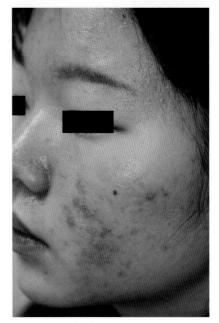

図 4. 20歳，女性
3年前から繰り返し顔に紅斑・小水疱・痂皮の付着を認めた．処方されていた痤瘡用外用薬の接触皮膚炎が疑われたが，パッチテストですべて陰性，使用していたファンデーション，金属の六価クロムが陽性だった．原因除去で皮疹は消失し完治した．

b）アレルギー性接触皮膚炎

化粧・香粧品のアレルギー性接触皮膚炎は，痤瘡・脂性肌とは関係なく生じる．アレルギー性接触皮膚炎の原因としては，香料・色素によることが多い．しかし原因は個人で異なるため，パッチテストを実施して原因確認をする(図4)．痤瘡のアレルギー性接触皮膚炎で有名なのは治療薬の過酸化ベンゾイル含有外用薬によるもので，重症化しやすい(図5)．

痤瘡，脂性肌の患者への化粧・香粧品によるスキンケア指導

難治な痤瘡16例(13～44歳)に，痤瘡用化粧品(ノンコメドジェニック製品)を用いたスキンケア指導を実施した．化粧・香粧品によるスキンケア指導が痤瘡治療の補助になり，治療する際に大切であることを確認した[2]．

1．スキンケア指導の実際

難治例では特に洗顔指導が重要で，1日2回の洗顔で汚れをきちんと落とすよう指導する．また使用する化粧・香粧品は，必ずノンコメドジェニックのものを使用させる．

a）洗顔方法

①洗顔料は泡立てネットを使用させ，よく泡立て(図6)こすらないように洗う．②ぬるま湯(約35℃)で，すすぎ残しがないように洗う．

b）保湿と遮光

保湿と遮光は，洗顔とセットで行うことを習慣づけるように指導する．遮光は患者本人の生活習慣・使用感で，洗って落とせるもの，汗でも落ちにくいものなどタイプ別ノンコメドジェニックのサンスクリーン剤を選択させる．女性例は，基礎化粧品・ファンデーション，サンスクリーン剤ともにノンコメドジェニックのものを使用させる．

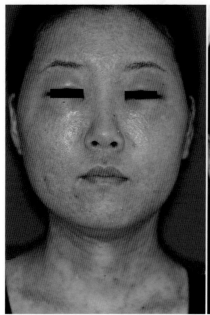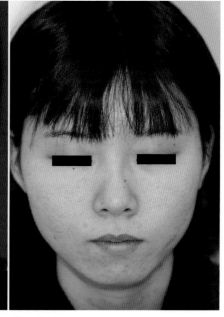

a|b

図 5. 24 歳, 女性

a：過酸化ベンゾイル含有外用薬(ベピオ® ゲル)によるアレルギー性接触皮膚炎.
　この症例はベピオ® ゲル発売後すぐに当院で処方して経験した. 入社式直前に受
　診したのに可哀相なことをしてしまった.

b：治療後

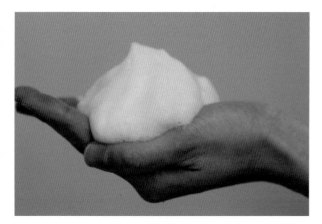

図 6.

洗顔料は泡立てネットを使用させ, よく泡立てこすらず
になでるように洗わせる. この洗顔が非常に大切. 理解
しているようで, きちんと洗顔ができていないことが多
い. 泡立てることで, 界面活性剤が効率よく界面に配向
し洗浄効率がよくなる. また, 物理的摩擦刺激の低減に
なる. さらに高濃度の洗顔料の接触回避になる.

2. ノンコメドジェニックとは？

　痤瘡, 脂性肌の患者には, ノンコメドジェニッ
ク製品を選択するように指導する. ノンコメド
ジェニックとは, ① ニキビの原因菌であるアクネ
菌の養分になりにくい油性成分でつくられてい

る. ② *P. acnes* の生育至適 pH(5〜8)を考慮して
製品が作られている. ③「ノンコメドジェニック
テスト済み」と記載されているものは, 化粧品の
原料をチェックして, 面皰を誘発しにくいことを
証明する試験(ノンコメドジェニックテスト)を
行っている.

3. 症例とスキンケア指導の効果

　痤瘡を治療していて治療に苦労するのが運動部
の男子学生である.

a) 症 例

＜症例 1＞19 歳, 男性(図 7)

　サッカー部. 初診時, 膿瘍・膿疱が多発してい
た. 細菌培養で多剤耐性菌であった. 感受性のあ
る抗菌薬内服・外用, 過酸化ベンゾイル, アダパ
レン含有外用薬で治療をしたところ, 4 週間後に
は改善した. 今まで治療をしていても皮脂のべた
つき感があったが, 今回の 4 週間後には, 皮疹の
改善とともに皮脂の状態も落ちついていた.

＜症例 2＞16 歳, 男性(図 8)

　野球部. 抗菌薬の内服・外用, ビタミン B_2・B_6
内服, 過酸化ベンゾイル含有外用薬で 4 週間後に
は改善した. 面皰がかなり減少している.

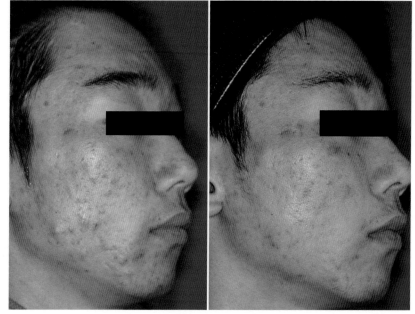

a|b

図 7. 19 歳, 男性

サッカー部. 初診時, 膿瘍・膿疱が多発していた. 細菌培養で多剤耐性菌が検出された.
ノンコメドジェニック製品によるスキンケア指導, 感受性のある抗菌薬内服・外用, 過酸
化ベンゾイル, アダパレン含有外用薬で治療をしたところ, 4 週間後には改善した. 今ま
で治療をしていても皮脂のべたつき感があったが, 今回の 4 週間後には皮疹の改善ととも
に皮脂の状態も落ちついた.

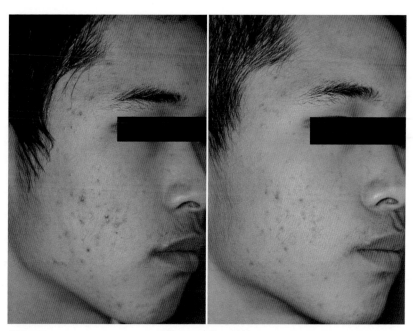

a|b

図 8. 16 歳, 男性

野球部. ノンコメドジェニック製品によるスキンケア指導, 抗菌薬の内服・外用,
ビタミン B_2・B_6 内服, 過酸化ベンゾイル含有外用薬で 4 週間後には改善した. 面皰
がかなり減少している. 今までは同じ治療で改善がなかったことを考えると, スキ
ンケアが治療補助になったと考える.

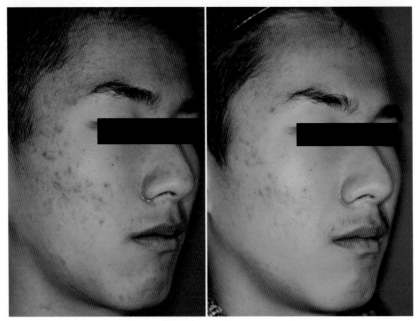

a | b

図 9. 13歳, 男性
サッカー部. 母親と受診し,「4か月前から数件の皮膚科で治療を受けていたが
良くならずに悩んでいる」とのことであった. ノンコメドジェニック製品によ
るスキンケア指導, 抗菌薬の内服・外用, ビタミン B2・B6内服, 過酸化ベンゾ
イル含有外用薬を処方. 4週間後, 面皰が減少し皮疹はかなり改善した.

<症例3>13歳, 男性(図9)

サッカー部. 母親と受診し,「4か月前から数件
の皮膚科で治療を受けていたが良くならずに悩ん
でいる」とのことであった. 抗菌薬の内服・外用,
ビタミン B2・B6内服, 過酸化ベンゾイル含有外用
薬を処方した. 4週間後, 面皰が減少し皮疹はか
なり改善した.

3例とも炎症性皮疹が抗菌薬の内服・外用で減
少しているのは当然で, さらに過酸化ベンゾイル
含有外用薬で面皰が減少するが, 今までは同じ治
療で改善がなかったことを考えると, スキンケア
が治療補助になったと考える.

b) 結 果

16例の臨床皮膚所見では, 開始時に比較してス
キンケアにより4週間後には有意に改善した(図
10). 痤瘡の皮疹数の減少率も, 炎症性皮疹数・非
炎症性皮疹数ともに開始時に比較して2週間後,
4週間後ともに統計学的有意差を持って減少した
(図11). 勿論, 今回内服・外用抗菌薬, デュアッ
ク®ゲル, ディフェリン®ゲルを使用したので, そ

の効果と考えるが, それ以前にも治療をしていて
大きな改善を認めなかったことを考慮すると, ノ
ンコメドジェニックのスキンケア製品は治療の補
助になったと考える.

c) その他の検査結果

皮表脂質量は, 4週間であまり変化はなかった
が, 角層水分量比, 経表皮水分蒸散量は, 開始時
と4週間後で統計学的有意差を認め改善した(図
12). また, 角層細胞の重層剥離度について調べ
た. テープストリッピングによる角層細胞を採取
すると, ① 健常な皮膚では, 最外層のほぼ一層だ
けが剥がれるが, ② 落屑症状や乾燥した状態の皮
膚では, 多層が一度に剥がれる. 皮膚のターン
オーバーの乱れにより角層細胞の重層剥離度の度
合いが大きくなる. 評価方法は, ブリリアントグ
リーン-ゲンチアナバイオレット染色した角層細
胞を顕微鏡で観察する. 例えば図8の16歳男性例
では, 開始時に比較して重層剥離度が2週目, 4
週目で改善していた(図13). 皮脂が多いだけでな
く角層も壊れていたが, スキンケアで角層が正常

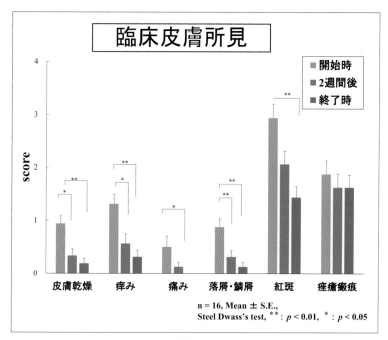

図 10.

16 例の痤瘡例に，ノンコメドジェニック製品によるスキンケア指導，感受性のある抗菌薬内服・外用，過酸化ベンゾイル，アダパレン含有外用薬で治療を行った．その結果，臨床皮膚所見では，開始時に乾燥・痒み・痛み・落屑・鱗屑がある症例もあったが，スキンケアにより 4 週間後には有意に改善した．

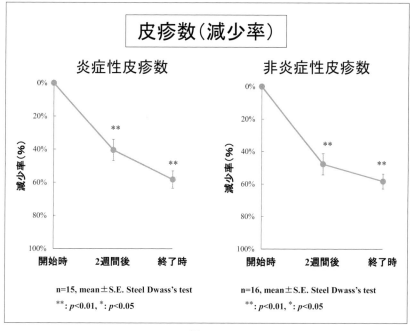

図 11.

痤瘡の皮疹数の減少率も，炎症性皮疹数・非炎症性皮疹数ともに開始時に比較して 2 週間後，4 週間後ともに統計学的有意差を持って減少した．勿論，今回内服・外用抗菌薬，デュアック® ゲル，ディフェリン® ゲルを使用したので，その効果と考える．しかし，それ以前にも治療をしていて大きな改善を認めなかった症例であったことを考慮すると，ノンコメドジェニックのスキンケア製品は治療の補助になったと考える．

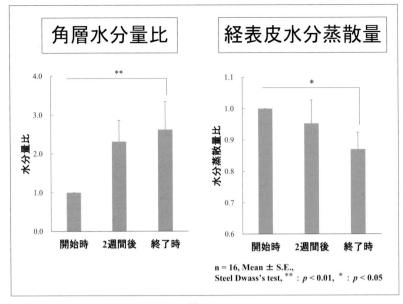

図 12.
角層水分量比，経表皮水分蒸散量は，開始時と 4 週間後で
統計学的有意差を認め，改善した．

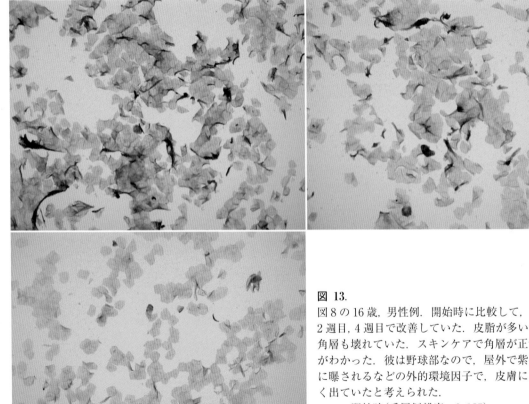

図 13.
図 8 の 16 歳，男性例．開始時に比較して，重層剥離度が
2 週目，4 週目で改善していた．皮脂が多いだけでなく，
角層も壊れていた．スキンケアで角層が正常化すること
がわかった．彼は野球部なので，屋外で紫外線照射や風
に曝されるなどの外的環境因子で，皮膚にダメージが強
く出ていたと考えられた．
　　a：開始時（重層剥離度：0.125）
　　b：2 週間後（重層剥離度：0.072）
　　c：終了時（重層剥離度：0.009）

化することがわかった．運動部男子では，屋外で紫外線照射や風に曝されるなどの外的環境因子で皮膚は荒れている状態が考えられる．15例の全細胞分の重層剥離細胞で重層剥離度を調べたところ，全例で4週間後の終了時は重層剥離度が有意に減少していた(図14)．

以上のように，ノンコメドジェニック化粧品を用いたスキンケア指導による治療補助試験では，① アダパレン・過酸化ベンゾイル含有外用薬による皮膚の乾燥・刺激症状が生じた症例は1例もなく，継続して外用療法が行えた．② 難治な運動部男子の痤瘡例は，皮脂が多いだけでなく角層も壊れていた．スキンケア指導で痤瘡が明らかに改善された．③ 女性の場合は，メイクアップを行うことでQOLが上がり，治療への意欲を向上させた．

以上より，ノンコメドジェニックテスト済みの化粧品の使用は痤瘡治療補助になるため，積極的に使用させたほうが良いと考えた．

さいごに

痤瘡，脂性肌の患者でみられる化粧・香粧品による皮膚トラブルは，アトピー性皮膚炎のような乾燥肌とは違うトラブルが起きやすいことを述べた．また痤瘡，脂性肌の患者は，皮脂が多いだけでなく角層も壊れていた．ノンコメドジェニック化粧・香粧品によるスキンケア方法を指導し，これらを上手に使用させることで，皮膚トラブルを改善することができると考えた．

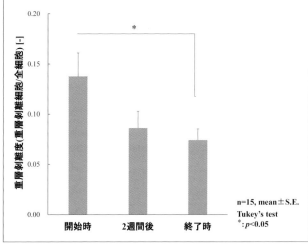

図 14.
全細胞分の重層剥離細胞で重層剥離度を調べたところ，4週間後の終了時は，重層剥離度が全例で有意に減少していた．

謝　辞

なお，本論文の測定にご協力をいただいた常磐薬品工業株式会社ノブ事業部の方々に感謝致します．

文　献

1)　畑　三惠子：アトピー性皮膚炎・痤瘡例にお化粧をさせると良くなるのか？―スキンケア指導とメイク指導による治療補助効果―(スポンサードランチョンセミナー)．第29回日本臨床皮膚科医会総会・臨床学術大会，2012．
2)　畑　三惠子：治りの悪い痤瘡の治療はどうしていますか？(スポンサードセミナー)．第34回日本臨床皮膚科医会総会・臨床学術大会，2018．

MB Derma, 299：20-27, 2020.

◆特集／化粧・香粧品による皮膚トラブルと患者指導

酒皶，赤ら顔の患者でみられる
化粧・香粧品による皮膚トラブルと患者指導

小林美和*

Key words：酒皶(rosacea)，刺激(irritation)，皮膚バリア機能(skin barrier function)，摩擦(rubbing)，メイクアップ(makeup)

Abstract 酒皶患者は香粧品による刺激を受けやすく，酒皶症状の悪化原因としてスキンケア製品，化粧品が挙げられる．また，酒皶患者では香粧品成分に対するアレルギー性接触皮膚炎を起こしやすいこともわかっている．刺激を受けずに使えるスキンケア製品を探し，酒皶を悪化させないメイクアップを試すように指導する．一品ずつ刺激の有無を確認しながら「合う化粧品」を探すのは手間がかかるが，トラブルを避け，安心してセルフケアを行うためには大変重要な生活指導である．また，酒皶の悪化を防ぐには製品選びだけでなく，摩擦しない手入れを徹底させる．化粧を行う場合は，ポイントメイクやパウダーを使った軽めのベースメイクを行うことで気になる赤ら顔をカバーすることを勧める．

はじめに

酒皶は慢性炎症性の皮膚疾患であると同時に，顔面全体が病変の主体となるため患者の QOL は障害されている[1]．軽度のものを含めると酒皶は日常的にみられる疾患ではあるが，「化粧品にかぶれる」という患者の訴えに惑わされて見逃されていることもしばしばあり，長期間ステロイド外用薬を使用したり適切な生活指導がなされなかったりするために，悪化させてしまうケースもときにみられる．また，香粧品の使用を一律に禁止するのは患者を失望させるだけでなく，バリア機能が低下した皮膚をケアする機会を奪うことになる．まずは早期に正しく診断をすること，適切なスキンケア指導を行うことが肝要となる．

酒　皶

顔面を中心に発作性の潮紅（フラッシング），紅

* Miwa KOBAYASHI，〒805-0016 北九州市八幡東区高見2-8-5　こばやし皮膚科クリニック，副院長

表 1. 酒皶の病型分類（subtype 分類）

subtype 1	紅斑・血管拡張型	一過性顔面潮紅,持続性紅斑, 毛細血管拡張を主体とする
subtype 2	丘疹・膿疱型	丘疹・膿疱を主体とする
subtype 3	腫瘤型	鼻瘤，小結節の集簇による皮膚の凹凸を特徴とする
subtype 4	眼型	眼球結膜の充血，眼球の異物感・熱感など眼症状の強い症例

斑，毛細血管拡張，さらに丘疹，肉芽腫が混在する．本邦では紅斑性酒皶（第１度），酒皶性痤瘡（第２度），鼻瘤（第３度）に分けるステージ分類が定着しているが，ステージ分類は必ずしも順に進行するわけではなく，難治性の第１度酒皶もみられることから，最近では主症状による subtype 分類を使用することが多くなってきた（表1）．酒皶にみられる症状を表2に挙げる[2]．主要症状から１つ以上と副症状から１つ以上が当てはまると酒皶を強く疑う，とされている．

本邦では欧米に比べ酒皶の患者数が少ないと考

表 2. 酒皶の症状

＜主要症状＞
- フラッシング(ほてり，一過性の紅斑，発作性の潮紅)
- 持続性の紅斑
- 丘疹
- 膿疱
- 毛細血管拡張

＜副症状＞
- 灼熱感，チクチク感
- 皮膚乾燥
- 局面形成
- 浮腫
- 顔面の中心部に症状がある
- 眼性症状
- 鼻瘤変化

表 4. 酒皶との鑑別に挙がる
赤ら顔を呈する疾患

- 尋常性痤瘡
- 酒皶様皮膚炎
- 脂漏性皮膚炎
- 高血圧，循環障害
- 糖尿病性ルベオーシス
- SLE
- 内分泌障害
  ・カルチノイド症候群
  ・ダンピング症候群
  ・甲状腺機能亢進症
  ・マスト細胞活性化症候群
  ・神経内分泌腫瘍(カルチノイド)
  　など

表 3. 酒皶の誘因(https://www.rosa
cea.org/patients/rosacea-triggers/
rosacea-triggers-survey(2020 年
2 月末現在)より引用，改変)

誘　因	影響ありと回答した患者の割合
日光曝露	81%
心理的ストレス	79%
暑さ	75%
風	57%
激しい運動	56%
アルコール摂取	52%
暑い入浴	51%
寒さ	46%
香辛料	45%
湿気	44%
室内の温度	41%
特定のスキンケア製品	41%
温かい飲み物	36%
特定の化粧品	27%

表 4 に鑑別すべき赤ら顔を呈する疾患の一部を挙げる[3]．

酒皶における香粧品トラブル

表 3 の酒皶の症状が悪化する誘因として，特定のスキンケア製品を 41%，特定の化粧品を 27% の患者が挙げている．実際に，合う化粧品がなかなか見つからないという訴えは多い．酒皶は刺激に対して大変敏感であるため，一般に使用される香粧品に対しても強い刺激を感じたり，症状が悪化したりと，繰り返し不快な経験をすることが多い[4]．酒皶の香粧品によるトラブルは刺激性の皮膚炎も多く，背部や上腕で行ったパッチテストでは問題ないが顔に塗布すると刺激を感じて赤くなる，ということがしばしばみられる．もちろんアレルギー性接触皮膚炎の頻度も高く，酒皶患者を対象にした 49 項目のヨーロッパ化粧品アレルゲンで行われた試験では，1 つ以上に陽性を示した被験者はコントロール群(104 名)24.0% に対し，酒皶患者(103 名)では 60.2% と有意に高頻度であることが報告されている．このなかで陽性になったアレルゲンで多かったのは，octyl gallate(10.68%)，dodecyl gallate(8.74%)，tert-Butyl-hydroquinone(7.77%)であった[5]．

逆に，香粧品による接触皮膚炎を繰り返す患者

えられているが，疾患の認知度が極めて低いため単純には比較できない．酒皶の特徴的な症状である毛細血管拡張や発作性潮紅は，「皮膚が薄い」，「赤ら顔」や「ほてりやすい」という生理学的変化の個体差として認識されていることも稀ではない．また，環境から刺激を受けやすいため(表 3)，敏感肌ととらえられている潜在的患者は多いのではないかと予想する．

典型的な症状を呈する酒皶の診断は難しくないが，紅斑毛細血管拡張型酒皶や丘疹膿疱型酒皶では，顔面の発赤を伴う疾患のすべてが鑑別疾患となるため見逃されやすい．また，他の疾患として治療を行っているうちに症状が顕在化し，酒皶に気づくこともしばしばある．加えて，紅斑毛細血管拡張型酒皶の鑑別診断として見落としがちな顔面の発作的潮紅は皮膚疾患以外でもみられる．

表 5. 酒皶患者は避けたほうが
よい成分（文献 8 より）

● アルコール
● カンフル
● 香料
● グリコール酸
● 乳酸
● メンソール
● 尿素
● ラウリル硫酸ナトリウム

のなかには，酒皶が含まれている可能性がある．また，ステロイド痤瘡，酒皶様皮膚炎を生じた患者のなかには治療後も紅斑性酒皶の症状が遷延する例がしばしばみられ，皮膚炎の治療のためにステロイド外用薬を繰り返し使用しているうちに，もともとあった酒皶の症状が顕著になったのではないかと考えるケースもある．

酒皶のスキンケア指導

　酒皶患者の顔面皮膚はアトピー性皮膚炎と同程度に角質水分量が少なく，正常コントロールと比べると経皮水分蒸散量が多い，すなわち皮膚バリア機能が低下している[6)7)]ため保湿のスキンケアは是非とも行いたい．ここで，バリア機能低下により香粧品に対する刺激を受けやすい状態の皮膚に対して，スキンケアでバリア機能回復を促す，という難しいコントロールが要求される．そのため，使える製品と使えない製品をしっかり確認しながら指導する必要がある．手間を惜しまずに合う化粧品を探し，適切なスキンケアを行えば，酒皶の症状を和らげることが期待できる．American Academy of Dermatology（AAD）は酒皶患者に対するスキンケア指導について次の 6 つのポイントを挙げている[8)]．

1．1 日 2 回の洗顔を，優しく優しく

　「刺激を避けるために洗顔をしない」という極端な行動をとる患者もときにみられるが，皮脂や汚れによる刺激を取り除くためには適切な洗顔が必要である．洗顔による刺激を減らすために，低刺激性の洗顔料を選び，自分の手指で優しくなじませ，皮膚温に近いぬるま湯で十分にすすぎ，肌あたりの良い清潔なタオルで押さえるように水分をとる．

2．保湿ケアを毎日行う

　酒皶では乾燥だけでなく脂漏もみられるが，角質水分量を保つために保湿ケアを行い，易刺激性を低減したい．肌に合う保湿クリームでケアを行えば，乾燥や落屑などの皮膚症状を和らげることができる．

3．年間を通して日差しを防ぐ

　酒皶患者の多くは日光による症状悪化を自覚しているため，季節，天候を問わず日差しを防ぐ対策が必要である．可能であればサンスクリーン剤を使用してもらいたい．刺激の少ないサンスクリーン剤を選ぶ際には，紫外線散乱剤（無機系：酸化亜鉛や酸化チタン）のみで，無香料のものが目安となる．また，広い波長域に対する防御能が確認されているサンスクリーン剤が望ましい．

4．刺激を感じない製品を選ぶ

　洗浄料やサンスクリーン剤だけでなくメイクアップ製品も含め，肌に触れるものすべてにおいて刺激を感じない製品を選ぶことが何より大切である．基礎化粧では，化粧水と乳液とクリームを揃えなければいけないと思い込んでいる患者が多いが，保湿目的であれば一品だけでも十分である．一般的にはローションやゲルよりクリームのほうが刺激を感じにくい．収斂作用があるものや清涼感があるものは避ける．購入する前にサンプルやテスターで刺激がないかをチェックするべきであるが，少なくとも表 5 に挙げる成分を含むものは避けるようにする．

5．使用前に刺激の有無を確認する

　顔につけるものは，すべて使用する前に刺激がないかを確認すべきである．初めて使う製品は，皮膚症状が軽い部位に少量だけつけてみて，刺激感や周囲の皮膚の反応をみる．3 日間（72 時間）様子をみて変化や違和感を感じた場合は使用しない．

6．刺激を与えるスキンケアは行わない

　肌をこする，摩擦する，布，スポンジ，ブラシなどを使わない，角質を除去するような手入れは行わない．

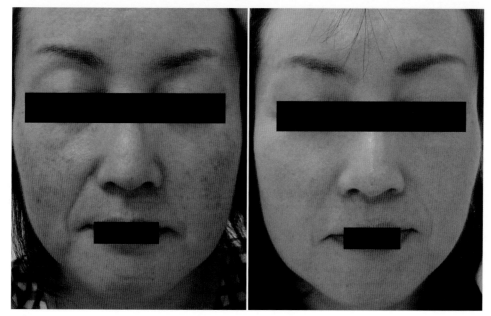

a | b

図 1. 40 歳代，女性
a：メイクアップなし．
b：フェイスパウダーで軽くベースメイク後．

酒皶のメイクアップ指導

上記のスキンケア指導に加えて，AAD ではメイクアップについても次のように言及している[9]．

化粧品で刺激を感じやすくても，メイクアップが全くできないわけではない．メイクアップの前に，肌に合う保湿クリームで保護を行い，簡単にのばせるファンデーションや優しく付けられるパウダーを用いる．塗り広げにくいファンデーションや，メイククレンジング剤が必要なファンデーションやウォータープルーフの化粧品は使用しない．

実際に，化粧をすると刺激を感じる酒皶患者でもフェイスパウダーでメイクを行える場合が多い（図 1）．また，ポイントメイクも行えるが，クレンジング剤を使わずに落とせるメイクが好ましい．

メイクアップテクニックについては National Rosacea Society から情報発信されており[10]，以下に紹介する．

1．ベースメイク

サンスクリーン剤を兼ねた薄い緑色の下地を選ぶと，赤みが目立たないように肌の色調を整えてくれる．ファンデーションやコンシーラーはオイルフリーで肌に合う色を選ぶ．コンシーラーはやや明るめのものでもよい．

ファンデーションを塗る際には，スポンジでこするようにのばすのではなく，肌あたりの良いやわらかいブラシで表面を撫でるようにつけていく．ファンデーションは，顔の中心から外側に向けてのばしていく．ブラシは大きく，毛先を感じさせない良質なものを選び，肌に触れる回数を少なく済ませる．

丘疹や拡張した毛細血管を隠す場合は，ファンデーションの前にやわらかい筆でコンシーラーを患部にのせるようにつける．コンシーラーをつけた部分に触れると，剝がれたり寄れたりするので，塗り直しや重ね塗りをしない．

化粧品による刺激を受けやすく，下地やファンデーションも使えない場合には，ミネラルパウダーなどのフェイスパウダーによる軽めのベースメイクを考慮する．パウダーの色を選ぶことで，赤みのカバーや肌色の調整を行うこともできる．パウダーのみでベースメイクを行う場合は緑色ではなく赤みのないベージュや黄色みがかったオー

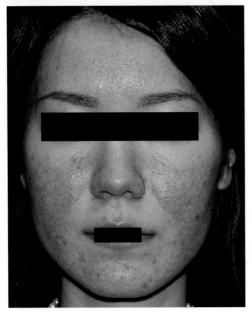

図 2. 20歳代，女性
治療中でも，アイブロウ，口紅による
ポイントメイクは可能である．

クルを選ぶ．頬紅もパウダーで行うが，元の肌の赤みを生かし，チークはあえて使わないという方法もある．

2．ポイントメイク（図 2）

口紅は，赤系統を選ぶと顔の赤みを強調してしまうため，唇の色に近い中間色，いわゆるナチュラルカラーを選び，艶感を出すことを勧める．酒皶の眼病変があればアイメイクは控えて眉を整える．アイメイクが可能な場合は，簡単にメイクを落とせるものを選び，クレンジングで刺激をしないように心がける．アイライナー，アイブロウ，アイシャドウのいずれもミネラルパウダーなどのフェイスパウダーで代用できる．マスカラも，クレンジング剤を使わずにお湯で落とせるものを選べば使用できる．

おわりに

酒皶患者には香粧品によるトラブルが多く，繰り返す悪化で酒皶症状をますます悪化させたり，メイクができない不安，不満を訴え続けたりする例に治療も難渋する．悪化原因を探して避けることが治療につながり，そのまま患者指導になるため，根気強くトラブルシューティングしていく必要がある．最後に症例を供覧し，酒皶のコントロールの難しさを分かち合いたい．

＜症例 1＞40歳代，女性（図 3）

気温の変化でほてりとその後の紅斑，丘疹が誘発される．また，化粧品でも刺激を感じるためアイブロウとリップクリームでポイントメイクをしていた．治療開始時には外用薬にも刺激を感じていたが，徐々に緩和された．1年後には精製ワセリンを塗布してメイクアップができるようになったが，基礎化粧品に対する刺激は変わらず使用できない．ベースメイクができるようになったことで，頬や眉間の赤みがカバーされた．

＜症例 2＞50歳代，女性（図 4）

数年前より繰り返す顔のほてりと，持続性の紅斑がみられるようになった．基礎化粧品に刺激を感じるようになり，メイクもできなくなってきたため受診した．外用内服治療を行いながら，刺激を感じない基礎化粧品を探したが，使えるものが見つからずに苦慮していた．行っているスキンケアについて再度確認した際に，洗顔時に強く摩擦している様子がうかがわれたため，こすらない洗顔を指導したところ乾燥と丘疹が改善した．フラッシングは続いているが，日常的にフェイスパウダーで簡単なメイクができるようになった．

＜症例 3＞50歳代，女性（図 5）

化粧品による接触皮膚炎を繰り返しており，その度に治療を受けていたが，塗り薬をやめると急に悪くなるようになったため受診．ステロイド酒皶として治療を開始し，4か月後には皮疹が落ち着いた．その後，新しい基礎化粧品を使い皮膚炎が再発．スキンケア製品はすべて一旦中止したうえで，洗顔料から一品目ずつ試用させ，それぞれの使用可否を確認した．初診から1年後にようやくメイクアップができるようになった．

文　献

1) Bewley A, Fowler J, Schöfer H, et al：Erythema of Rosacea Impairs Health-Related Quality of

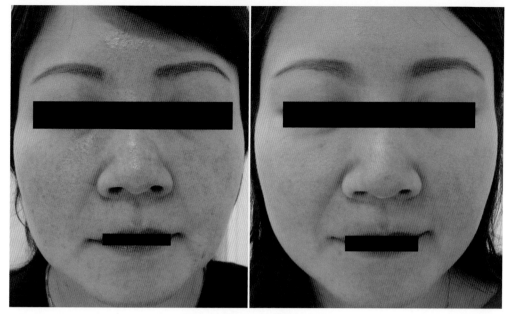

a｜b 　　　　　　**図 3.** 症例 1：40 歳代．女性
　　 a：治療開始時．アイブロウとリップクリームのみ．
　　 b：1 年後．ベースメイクもできるようになり，赤みがカバーできるようになった．

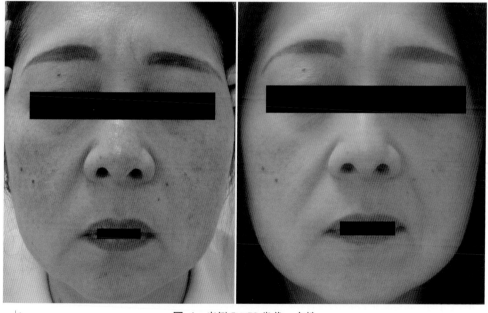

a｜b 　　　　　　**図 4.** 症例 2：50 歳代．女性
　　 a：治療開始時．頬と鼻に毛細血管拡張を伴う紅斑が目立つ．
　　 b：1 年半後．メイクで赤みがカバーできている．

Life：Results of a Meta-analysis. *Dermatol Ther*, **6**(2)：237-247, 2016.
2) Wilkin J, Dahl M, Detmar M, et al：Standard grading system for rosacea：report of the National Rosacea Society Expert Committee on the classification and staging of rosacea. *J Am Acad Dermatol*, **50**(6)：907-912, 2004.
3) Rastogi V, Singh D, Mazza JJ, et al：Flushing Disorders Associated with Gastrointestinal Symptoms：Part 1, Neuroendocrine Tumors,

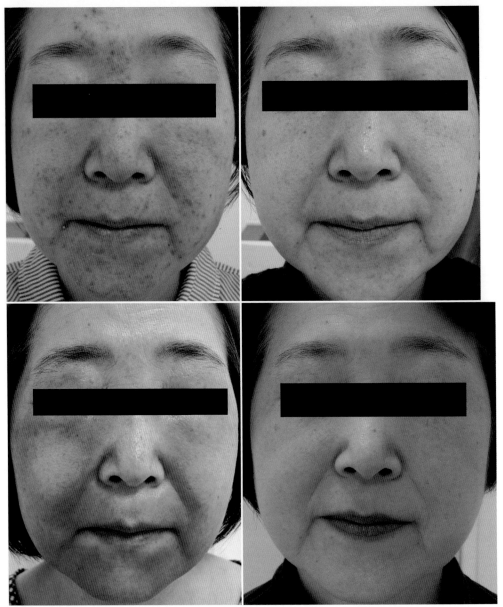

|a|b|
|c|d|

図 5. 症例 3：50 歳代，女性

a：初診時．化粧品による接触皮膚炎を繰り返すため，ステロイド外用を間欠的に受けていた．

b：4 か月後．丘疹は消失したが，眉間と顎にごく軽度の紅斑が残る．

c：6 か月後．新しい化粧品を使い接触皮膚炎を再発．

d：1 年後．化粧品選びの指導を行い，安全にメイクアップが可能になった．

Mast Cell Disorders and Hyperbasophila. *Clin Med Res*, **16**：16-28, 2018.

4) Torok HM：Rosacea skin care. *Cutis*, **66**(Suppl 4)：14-16, 2000.

5) Ozbagcivan O, Akarsu S, Dolas N, et al：Contact sensitization to cosmetic series of allergens in patients with rosacea：A prospective controlled study. *J Cosmet Dermatol*, **19**(1)：173-179, 2020.

6) Dirschka T, Tronnier H, Fölster-Holst R：Epithelial barrier function and atopic diathesis in rosacea and perioral dermatitis. *Br J Dermatol*, **150**：1136-1141, 2004.

7) Darlenski R, Kazandjieva J, Tsankov N, et al：Acute irritant threshold correlates with barrier function, skin hydration and contact hypersensitivity in atopic dermatitis and rosacea. *Exp Der-*

matol, **22**(11)：752-753, 2013.

8）American Academy of Dermatology ホームペー
ジ（https://www.aad.org/public/diseases/rosac
ea/triggers/tips）（2020 年 2 月末現在）.

9）American Academy of Dermatology ホームペー

ジ（https://www.aad.org/public/diseases/rosac
ea/triggers/prevent）（2020 年 2 月末現在）.

10）American Academy of Dermatology ホームペー
ジ（https://www.rosacea.org/patients/makeup-
for-rosacea）（2020 年 2 月末現在）.

MB Derma, 299：28-36, 2020.

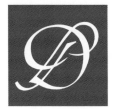

◆特集／化粧・香粧品による皮膚トラブルと患者指導

どうすればよい？
赤ちゃんの経皮感作を防ぐための洗浄とスキンケア

塩原哲夫*

Key words：汗(sweat)，アレルゲン(allergen)，衛生仮説(hygiene hypothesis)，角層水分量(stratum corneum water content)，経皮感作(percutaneous sensitization)

Abstract 赤ちゃんのスキンケアに関しては十分なエビデンスがないまま，専ら各医師の個人的な体験に基づいたスキンケアの指導が行われてきた．しかし近年，新生児～乳児期の皮膚へのアレルゲン曝露が経皮感作，さらにアトピー性皮膚炎の発症に結びつく可能性が明らかになり，皮膚のバリア機能を如何に保つかが極めて重要な課題になってきた．そのような基礎データに基づき，この新生児，乳児期のアレルゲンの経皮感作を防ぐには，バリア機能を低下させる石鹸の使用は最小限に留め，ヘパリン類似物質含有クリームの塗布による保湿をしっかり行うことが基本である．皮膚の水分量を高く維持するためには安静時の基礎発汗を高めておくことが重要であり，そのための外用療法についても述べた．

はじめに

　何故，こんなにアトピー性皮膚炎(AD)が増えてしまったのかを考えるとき，ここ50年ほどの石鹸や水道の使用量の爆発的な増大にその原因を求めたくなるのは，我々団塊の世代に属するものに共通の性向なのかもしれない．それというのも，ここ50年ほどで"清潔"に対する基準が随分変わってしまったことを実感するからである．我々の世代が子どものころ，お風呂は毎日入らなかったし，洗髪も週に1回ほどだったという話をすると，現代の母親からは，"何と不潔な"と顔をしかめられる．実際，今の40歳代以下の世代にとって，お風呂は毎日入るのが常識であって，毎日洗髪するのも当然のことなのであり，そんなことをしていなかった"不潔な"時代があったことすら理解できなくなってきている．しかし，こういう日常の生活習慣の変化は徐々に起こるため，余程意

図を持ってある時期誰かが記録に残さない限り，そのような生活習慣が失われてしまえば，かつてそういう習慣があったことすら分からなくなる．かつて我が国にも，今の若い世代の親からみると信じられないほどの"不潔な"生活を何とも思わず過ごしていた時代があり，そんな時代にはADの発症などはほとんど問題にならなかったという事実は，我々の世代がこの世からいなくなれば実感することすら難しくなるであろう．本稿の目的は，如何に赤ちゃんの洗浄や保湿を行うかであるが，それを考える際の基となる"清潔"に対する常識が世代間で大きな差があることを理解して頂くことが何より必要と考えたため，このようなことから書き始めた次第である．

　このような考えが，Strachan の"衛生仮説"[1]の提唱に結びついたかどうかは分からないが，この"清潔"に対する考えの世代間の差こそが，本稿の内容の理解にとって重要と考えており，本稿では折に触れて衛生仮説や，今でも昔ながらの生活様式を守り続けている集団の生活についても触れていきたいと思っている．

* Tetsuo SHIOHARA，〒181-8611 三鷹市新川6-20-2 杏林大学医学部皮膚科学教室，名誉教授

赤ちゃんの皮膚の特徴

　赤ちゃんの皮膚の厚さは薄く(成人の約 1/2),特に角層は薄く水分保持能も低いとされている.水分保持能に関しては高齢者よりも低いものの,そのように感じられないのは皮脂の分泌と発汗が盛んなせいであると考えられている.皮脂分泌の亢進に関しては母体由来(と新生児由来)のデヒドロアンドロステロンの作用と考えられており,それは新生児痤瘡を引き起こすものの,皮脂分泌の低下とともに 2, 3 か月で消退に向かう.一方,発汗に関しては,幼少児は成人より発汗量が多いと一般的には考えられている.それは汗腺の密度が成人の 3〜10 倍と高いためであるが,単一汗腺あたりの汗の分泌能はむしろ成人よりも低い.汗を分泌する能力を有する汗腺(能動汗腺)は 2 歳までに完成するとされており,その時点までの生活環境が汗腺の発達に重要と考えられている.そのため,出生から発汗機能が亢進しやすい夏までの期間が長いほど,汗腺の発達が遅れるために AD の発症が多くなるとも言われている.実際,秋生まれに AD が多いのはよく知られた疫学的事実である.これらの事実に基づき,赤ちゃんは大人より数倍も汗をかくと言われることが多いが,発汗量は汗腺密度よりむしろ一汗腺あたりの分泌能に左右されるため,必ずしも大人より汗が多いとは言えない.汗の働きとしての水分保持能と体温調節能が知られているが,赤ちゃんの発汗量,発汗機能に関しては定量的にはほとんど調べられていないのが現状である.顔や躯幹のような部位の多汗はよく目につくため,赤ちゃんの発汗はその部位に多いこともあり,全身の発汗も成人より多いと看做されがちだが,これは必ずしも正しくない.一般に言えるのは,顔や背部に異様に汗をかく人ほど全身の発汗量は少ないということであり,赤ちゃんの発汗量はむしろ体の部位により極めて差が大きいと考えるべきであろう.赤ちゃんの暑熱順化(暑い環境に曝されるとそれに応じて発汗機能が高まること)は成人と比べ低いと考えられる

ため,暑熱環境に赤ちゃんを置くことは極めて危険である.

　赤ちゃんの皮膚の特徴を言う場合,皮脂の分泌が盛んな生後 2, 3 か月までの顔の状態と,皮脂分泌が低下してくるそれ以降とでは全く分けて考えねばならない.発汗に関しても,必ずしも多いと短絡的に決めつけることは極めて危険であり,赤ちゃんはその部位により多汗,減汗がみられると考えたほうがよい.このようなことを言わざるを得ないのは,赤ちゃんでは定量的なデータが取れるような理学的検査を行うことが難しいため,基本的なデータが不足したまま経験的な対応をせざるを得ず,科学的根拠を示すのが難しいからなのである.このような現状にもかかわらず,近年赤ちゃんの皮膚をきれいに保つことの重要性が注目されるようになったのは,ひとえに食物アレルギーや AD の原因として皮膚からの経皮感作が注目されるようになったために他ならない.しかし,きれいに保つと言うと現代人の常識としての"清潔"が基準になってしまうが,それは経皮感作を防ぐ意味での"きれいさ"とは別であるという認識も必要である.つまり,"石鹸などで洗い過ぎない"昔ながらの自然の皮膚こそが"きれい"な状態と考えるべきなのである.

経皮感作の問題

　以前,食物アレルギーは専ら,食物アレルゲンを摂取するから感作されるとする経口感作説が有力であった.その結果,アレルゲンを含む食物を制限する除去食治療が全盛を極めたのが 90 年代であった.しかし,免疫学の常識から言えば,経口から入るものに対して免疫は起こらない(免疫学的寛容)のが普通であり,むしろ皮膚から入ってしまうからこそ感作が成立する(経皮感作)のである.この免疫学の常識がやっと多くの臨床家の共通の認識となったのは,2008 年のピーナッツアレルギーの画期的な論文[2]の発表以降であった.つまり,ピーナッツアレルギーはピーナッツを食べるからなるのではなく,経口より先に経皮的に

ピーナッツが入ってしまうからなるのであって、初めから経口的にピーナッツを摂っていれば後に皮膚から入ってもピーナッツアレルギーにはなりにくくなるはずという免疫学の常識がやっと広く受け入れられるようになったのである．その考えを証明するように、AD になりやすいリスクを持った新生児 118 名に対して生後 1 週間から乳液タイプの保湿剤を毎日全身に外用しておくと、悪化部位のみワセリンを塗布したコントロール群と比べ、32 週の時点までの累積 AD 発症率が 32% も低下するという日本からの報告[3]がなされた．このように、皮膚のバリア機能を高めておくと経皮感作が抑えられ、AD になりにくくなることが決定的になった．つまり、ここまできて初めて、如何にアレルゲンを皮膚から入れなくすることが、赤ちゃんのスキンケアの最も大事なポイントになることが分かったのである．しかし、何度も言うように、皮膚からアレルゲンを入れないようにするために汚れを取ろうとするあまり、バリア機能を障害する石鹸を使うことは決して望ましいことではない．そのようなバリアを障害する石鹸に、あろうことか皮膚から吸収されやすい加水分解コムギを入れてしまった"茶のしずく石けん"の事件[4]は、経皮感作の人体実験をしてしまったようなものと言えるかもしれない．

それでは、一体アレルゲンはどのようにして赤ちゃんの皮膚から入るのだろうか？　一般的には湿疹病変から入ると考えられている．そのため、湿疹病変をステロイド外用薬などで抑えておくとアレルゲンが入りにくくなるので、経皮感作が抑えられるはずとの考えのもとに、現在、様々な介入研究が行われている．この点に関して、アレルゲンが我々の身の回りにはどこに存在しているかという検討も必要になる．その検討によると、食物アレルゲンは家のホコリ[5]やベッドなどに多量に存在しているようである．つまり、我々の日常生活環境中には多数の食物アレルゲンが存在しており、それが湿疹病変から繰り返し入ることにより経皮感作が起こるらしいことが分かってきた

が、それでは一見健常の皮膚からは入らないのであろうか？　ここで問題になるのは、どうやって食物アレルゲンはホコリやベッドに運ばれるのかという点である．この点に関して、湿疹部について運ばれるとする意見のほかに、筆者は手指に付着して運ばれるのではないかと考えている．そのため湿疹部の治療だけでなく、手指を洗い過ぎてバリア機能を破綻させてしまうことの危険性も注目すべきではないかと考えている．

経皮感作と環境湿度の関係

AD とフィラグリン異常の研究がアイルランドで最初に検討されたことはよく知られている[6]．我が国でも同様の報告が北海道からなされており[7]、いずれも緯度の高い北の地域からの報告であることは注目に値する．実際、同様の解析を高温多湿の石垣島で行っても、フィラグリン異常は AD の危険因子とはなり得なかったのである[8]．この結果は、衛生仮説におけるアレルギー疾患の発症率に影響を与える因子として、住環境における湿度、温度の重要性を示すものと考えられた．現代人は高温多湿環境を嫌うあまり、環境を低湿度に保つことこそが快適でよいと考えがちだが、東京などの都市における環境の低湿度化は高温化以上に深刻な問題である．50 年前と比べ、各都市の湿度環境は著明に低下しており、特に 1～3 月の低湿度化は近い将来深刻な社会問題になるはずである．

そこで、我々は皮膚炎における相対湿度の影響を明らかにするために、ハプテン塗布によるマウス接触皮膚炎が湿度環境によりどのような影響を受けるかの検討を行った．まず、通常の湿度環境（相対湿度 40～60%）でハプテンにより感作されたマウスを、通常の湿度と高湿度環境（相対湿度 >80%）で誘発した場合、どのように接触過敏反応が変化するかを検討した．その結果、ハプテン誘発後 6 時間高湿度におくだけで、接触過敏反応は著明に抑制されることが分かった[9]．この抑制は、高湿度環境ではハプテンの皮膚への吸収が阻

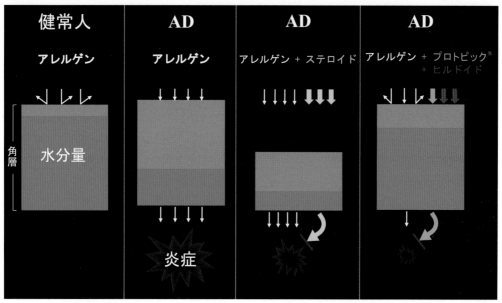

図 1. 健常人と AD においてアレルゲンは如何にして皮膚に侵入するか？
角層が水分で満たされている場合にはアレルゲンは皮膚に侵入しないのに対し，アトピー（AD）で
は水分が減っているためアレルゲンが侵入しやすくなる．AD に対するステロイドの外用は角層
を菲薄化し水分量を減少させるが，その抗炎症作用のため効果を発揮する．角層を萎縮させない
プロトピック®と保湿剤の外用による治療のほうが望ましい．

害されるためではないかと考え，塗布したハプテンの皮膚への吸収量を検討したところ，ハプテン塗布後6時間高湿度環境におくだけで皮膚への吸収量は著明に抑制された[9]．同様の高湿度環境における抑制は，繰り返しハプテン塗布により誘導した AD のマウスモデルにおいても確認された（投稿準備中）．このように衛生仮説におけるアレルギー疾患の先進諸国での発症の多さは，これらの地域で進みつつある環境の低湿度化が関与していると考えるのが自然のように思われる．

それではこのような低湿度環境に住まざるを得なくなった我々現代人はそれに対してどのような方策をとり得るのだろうか？　これこそが保湿剤の外用なのである．前述したハプテン塗布による誘発において通常湿度環境から高湿度環境にシフトすることで何が起こるかというと，角層が周りの相対湿度中の水分を吸収して皮膚の水分量が著明に上昇するのである．つまり角層水分量を上昇することにより，ハプテンの皮膚への吸収が著明に阻害される結果として接触過敏反応が著明に低下する（図1）．この際に，脂溶性ハプテンだけで

なく水溶性ハプテンを用いても同様に，角層水分量が上昇した皮膚からは吸収されにくくなる．

この結果は，スキンケアにどのように結びつけられるのだろうか？　つまり，低湿度環境にいても皮膚に保湿剤を連日外用することにより，皮膚の角層水分量を持続的に上昇させておくと，アレルゲンの経皮吸収が減り，経皮感作が起こりにくくなると解釈できるであろう．保湿剤の外用がAD 発症を予防できたのには，湿疹の部位からアレルゲンが入るのを防いだという面もあるが，全身に塗布した保湿剤の連日外用が，湿疹のない一見健常部位からの吸収も防いだと考えたほうが，その結果をよく説明するように思われる．

皮膚の細菌叢と AD の関連

近年は，マイクロバイオーム（microbiome）の解析が驚異的に進歩したこともあり，特に腸管や皮膚などのマイクロバイオームの解析は衛生仮説の検証の中心になりつつある．このように，現代医学の解析手法の進歩を取り入れつつ，衛生仮説は様々な形で解析されてきている．そのうちの重

要と思われるものを述べてみることにする．現在最も解析の進んでいるのが腸管のマイクロバイオームの解析であるため，まずこの結果を紹介してみたい．

マイクロバイオームは，主に腸管や皮膚などに常在する細菌叢全体を指すことが多いが，最近ではそれらのみならず真菌叢，ウイルス叢なども統合して解析されるようになってきた．このようにヒトの腸内細菌叢は，宿主の遺伝的背景のみならず，年齢や食習慣や生活習慣などの影響を強く受けており，人により大いに異なっている．そのため生活習慣や食習慣が大きく異なる国では当然大いに異なっており，それは個人差よりも大きいと考えられている．

胎生期の腸内は無菌と考えられているが，出生後より経口的に細菌が侵入し，腸内に定着する．成長に従い細菌叢は増え，その多様性は2, 3歳でピークになる．腸内細菌叢は食習慣（ミルクのタイプ，食物繊維の含有量，抗菌剤の使用など）により大きくパターンが異なり[10)11)]，どれが正常のパターンかを判断することは難しい．この細菌叢が健常人とはかけ離れているのをdysbiosisと言うが，この定義も極めて曖昧と言わざるを得ない．しかし，このマイクロバイオームこそ，衛生仮説の根幹をなすものではないかとの考えから，多くの解析が行われてきた．このdysbiosisが喘息，1型糖尿病，炎症性腸疾患，肥満などの発症に関係しているとの報告が増加している．

このような成長してからの食習慣が与える影響のほかに，出生直後の腸内細菌叢が，その後の免疫反応の発達やアレルギー性疾患の発症に関与していることも明らかにされつつある．大きな要素を占めるのは自然分娩（経腟分娩）か帝王切開かの違いであり，それが，腸内細菌叢に与える影響についてはかなり研究が進められている[12)]．つまり自然分娩で生まれた新生児の腸内細菌叢は母の腟細菌叢に類似しているのに対し，帝王切開で生まれた新生児の腸内細菌叢は母の皮膚細菌叢に類似していて*Streptococcus*，*Corynebacterium*が多い

という事実は，新生児は最初に曝露する細菌叢をそのまま受け入れることを示している．このためかどうか分からないが，帝王切開で生まれた子どもは将来，喘息やADの発症リスクが増加することが報告されている．

新生児だけでなく，乳幼児の腸内細菌叢が与える影響についての研究も盛んであり，Bjorkstenらはエストニア，スウェーデンなどの北ヨーロッパの2歳の幼児の腸内細菌を調べ，アレルギーの幼児では，*Lactobacillus*，*Bacteroides*が少ないことを報告[13)]している．さらに前向き研究において，生後1か月と3か月の時点の*Bifidobacterium*の検出率がアレルギー発症に先行して低下することから，発症前にこのような腸内細菌叢の変化（dysbiosis）が起こっていることを明らかにしている．Stiemsmaらは，3か月時の*Clostridium*の増加がその後の喘息の発症につながる[14)]ことを報告し，その際，腸内細菌叢の*Lachnospira/Clostridium*の比が喘息発症のバイオマーカーであると結論している．しかし，このような細菌だけではなく，真菌叢の重要性も指摘されている[15)]．van Woerdenらは，喀痰中の真菌が喘息患者と非喘息患者では大きく異なることを示した[15)]が，吸入ステロイドの影響も否定できないように思われる．

皮膚のマイクロバイオームの研究ではまだはっきりした結果が得られていないが，石鹸の使い過ぎは正常の皮膚のマイクロバイオームを変化させ，経皮感作を増やす方向に働く可能性が指摘されている．マイクロバイオームの比較はされていないものの，農家で育った子どものほうが都市で育った子どもよりアレルギー疾患の発症が低いことが報告されている[16)]が，これも時代が進むに従い，農家のどの因子が関与しているかを明らかにする研究へと進んでいった．実際，家庭内のホコリの中に含まれる細菌由来のエンドトキシン量の多い家庭（つまり非衛生的環境）で育つほうがアレルギーになりにくく，アレルゲン特異的IgEも低いことが示されたのである[17)]．それを考えれば，農家というより家庭内のエンドトキシン量とより

関連していたと考えるほうがよさそうである．一方，部屋のマットレスの細菌・真菌を調べたところ，農家に住む子どものマットレスのほうが有意に細菌・真菌が多いことが分かり，小児期のこのような細菌・真菌への曝露が，その後のアレルギー疾患に関与している[18]ことも分かってきた．

喘息との関連で重要な研究成果は，昔ながらの伝統的な生活を現在も続けているアメリカのアーミッシュ派の人々の解析結果から得られた．彼らの子どもの喘息やアトピーの発症率は世界でも最低の部類に属している[19]ことが知られており，それは都市に住む子どもより低いことが明らかになっているスイスの農園に住む子どもよりさらに低いのである[20]．面白いのは，アーミッシュ派と同様の伝統的な農園生活を今も続けているフッター派との違いである．フッター派は農作業には近代的な器具を使い，家畜には抗菌剤を使うなどアーミッシュ派と異なる生活習慣を持つがゆえに，ホコリの中の細菌が大きく異なっており，結果として喘息やアトピーの発症は，アーミッシュ派より高くなっていた[21]のである．この結果は，如何にホコリの中の細菌（エンドトキシン）がアトピーや喘息の予防に重要かを示している．ホコリの中のエンドトキシンとアレルゲンの比率で前者が高いほう（つまり一般的に汚いホコリのほう）がアレルゲンの感作に繋がりにくいというデータもあり，汚れやホコリを落とそうとし過ぎるあまり，石鹸で洗い過ぎた皮膚にアレルゲンがつくほうが余計アレルギーになる，という皮肉な結果になりつつある．汗をかいて汚れた皮膚はなるべくそのままにしたほうがよいという，現代の母親たちが卒倒しそうな話になってきたのである．

発汗の関与

汗が経皮感作においてどのような役割を果たしているかについてはほとんど研究されてこなかった．発汗は角層水分量を高く保つのに極めて有用であり，角層水分量を上げることによりアレルゲンの吸収は抑制されることが分かる以前は，発汗はむしろ経皮感作を増大させると考えられていたのである．しかし，今では発汗を維持することこそ皮膚のバリア機能を高めることになる[18]と考えるほうが自然である．筆者らは AD 患者の発汗反応を，皮疹を認めない時期から進展した時期の病変までを網羅的に調べ，皮疹を認めない時点でも既に著明に低下していることを見いだした[22]．発汗には安静状態で皮溝から分泌される基礎発汗と，温熱刺激により皮溝と皮丘から分泌される温熱発汗があるが，AD では両者とも著明に低下していることが分かった．さらに，この基礎発汗の低下こそが AD 患者の皮膚の角層水分量の低下に大きく貢献していることも分かったのである．つまり，安静状態での基礎発汗の低下が角層水分量の持続的な低下をもたらし，それが結果としてアレルゲンの経皮吸収を亢進させてしまうのではないかと考えられるに至ったのである．

これまでスキンケアにおいて基礎発汗の関与は全く無視されてきたが，汗は最も重要な皮膚の保湿因子であることが分かり，これからのスキンケアは如何にこの基礎発汗を高めるかに重点を置くべきかが明らかになった．多くの人は発汗というとダラダラとかく不快な発汗を想像するが，この基礎発汗は不感発汗とも言われるように本人も全く自覚しない発汗であり，これを高めるにはどのような外用薬がよいのかが，これからのスキンケアにおける重要な研究課題となってきた．

発汗を亢進させる外用療法

先に触れた新生児に対する保湿剤の全身外用が AD の発症を抑制したという報告は，保湿剤の外用が基礎発汗を亢進させ，アレルゲンの経皮吸収を低下させた可能性を考えさせる．そこで，どのような保湿剤がこの基礎発汗を亢進させるかの検討を行ったところ，保湿剤でも著明な差があり，最も効率よく基礎発汗を亢進させるのがヘパリン類似物質含有クリームであり，その他のソフト軟膏などや後発薬ではその効果はかなり落ちること，しかも通常の 1 FTU ではなくて，3 FTU を

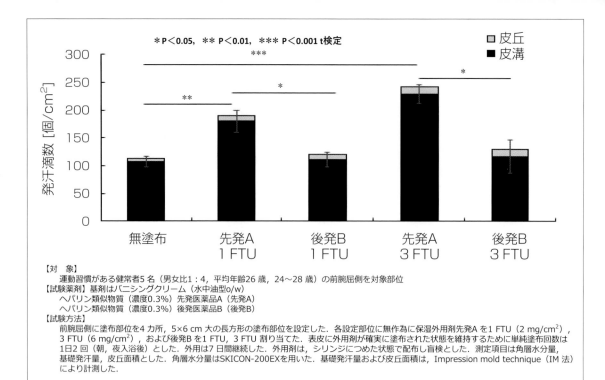

＊P＜0.05，＊＊P＜0.01，＊＊＊P＜0.001 t検定

凡例：
□ 皮丘
■ 皮溝

【対象】
　運動習慣がある健常者5名（男女比1：4，平均年齢26歳，24〜28歳）の前腕屈側を対象部位
【試験薬剤】基剤はバニシングクリーム（水中油型o/w）
　ヘパリン類似物質（濃度0.3%）先発医薬品A（先発A）
　ヘパリン類似物質（濃度0.3%）後発医薬品B（後発B）
【試験方法】
　前腕屈側に塗布部位を4カ所，5×6 cm 大の長方形の塗布部位を設定した．各設定部位に無作為に保湿外用剤先発A を1 FTU（2 mg/cm^2），3 FTU（6 mg/cm^2），および後発B を1 FTU，3 FTU 割り当てた．表皮に外用剤が確実に塗布された状態を維持するために単純塗布回数は1日2回（朝，夜入浴後）とした．外用は7日間継続した．外用剤は，シリンジにつめた状態で配布し盲検とした．測定項目は角層水分量，基礎発汗量，皮丘面積とした．角層水分量はSKICON-200EXを用いた．基礎発汗量および皮丘面積は，Impression mold technique（IM法）により計測した．

図2．ヘパリン類似物質含有クリームの先発品と後発品の基礎発汗誘導能に対する効果の差
　　　（文献23より引用）
　　　安静時の基礎発汗の大部分は皮溝から生ずる．3 FTUの外用がより有効である（＊＊＊P＜0.001，
　　　＊＊P＜0.01，＊P＜0.05）．

使うことでのみ著明な基礎発汗の誘導効果がある[23]（図2）ことが分かった．

　これまでの検討では，ステロイド外用薬やワセリンは基礎発汗をむしろ低下させることが分かり，乳幼児期の AD に対してこれらの外用剤を単独で長期にわたり使用することは，むしろ基礎発汗を抑え経皮感作を亢進させてしまう可能性も否定できない．ステロイドと保湿剤の混合調剤の検討を行った結果は，ステロイドをヘパリン類似物質含有クリームと混合することによりステロイドの基礎発汗の抑制効果は抑えられるものの，ヘパリン類似物質含有クリーム単独使用でみられる著明な基礎発汗誘導作用はみられなくなってしまうことも分かった（論文準備中）．これらの検討は主に健常成人あるいは軽症の AD 患者を用いて行われたものであり，乳幼児に対して行われたものではないが，これらの外用療法の臨床治験を乳幼児で行うことの難しさを考えれば，成人での結果から演繹せざるを得ないのではないかと考えている．

究極の乳幼児のスキンケア

　以上の実験的データを基に，現時点で最も望ましい乳幼児に対するスキンケアを考えてみたい．皮膚のバリア機能を低下させる石鹸の使用は汚れを落とす程度にとどめ，極力洗い過ぎを避ける．できれば皮膚の pH に合わせて弱酸性の固形のものを選び，極力洗浄力の強いボディソープは避けるべきであろう．皮脂が減ってくる生後3か月以後は特に洗い過ぎにならないように注意が必要である．汗が残っているとよくないと考えて洗い過ぎるのもかえってよくないので，汗が残っていたとしてもシャワーで軽く流す程度にとどめたい．皮膚のマイクロバイオームを変えないためにも，石鹸の使用は少ないほどよいと考えている．しかし，湯船に浸かることは角層に水分を補給させ，入浴後の発汗を増やすことになるため，積極的に薦めたい．湯から出た後は，ヘパリン類似物質含有クリームをなるべく厚く（図3），皮膚全体にの

ばすように塗るとよい．本剤はいくら厚く塗って
も決して皮膚の中に浸透していくものではなく，
皮膚表面にとどまって皮膚を守ってくれるものな
ので，決してすり込まないことが必要である．ヘ
パリン類似物質含有クリームは皮膚に多少のキズ
やびらんなどがあると"しみる"ので，その場合は
ソフト軟膏やローションタイプのものに変えたほ
うがよい．これでも刺激感があるようならワセリ
ンに変更してもよいが，筆者のこれまでの経験で
は，ほとんどの赤ちゃんでどうしてもワセリンで
なければという場合はなかったことを考えると，
ワセリンの単独長期使用は発汗を抑制してしまう
という点からみても好ましくないと考えている．

　保湿剤の塗布は，相対湿度が50%を割るような
季節，すなわち初秋から初春までは必ず行ったほ
うがよいが，相対湿度が60%を超えるような汗を
かきやすい季節ではあまり必要でない．しかし，
その時期になっても乾燥が目立つ場合はかなり発
汗が低下していると考えられるため，積極的に保
湿剤の大量外用に加えて，入浴と屋外での運動を
励行させたほうがよい．頻回に外用する習慣が母
親（父親でもよいが）の身についてくると皮膚を触
るのに慣れてくるので，赤ちゃんの皮膚の潤いを
感じることができるようになるはずである．母親
が赤ちゃんの皮膚に触ってあげるだけで赤ちゃん
は安心するので，極力触れてあげることが何より
大事である．皮膚の乾燥に対して敏感になるため
には，オムツの部分の皮膚はどんな赤ちゃんでも
潤いがあるので，この部分と他の部分を比べる訓
練をしたほうがよい．比べてみることで，皮膚の
乾燥具合が判断できるようになるからである．上
記の治療により，十分潤いが出てきたと考えたら
保湿剤の外用は休止しても構わないが，冬はなる
べく休止，中止しないほうが無難であろう．保湿
剤を塗りすぎて，天然保湿因子が減ってしまうの
ではないかと心配する方がおられるが，天然の保
湿因子である汗はヘパリン類似物質含有クリーム
の連続塗布により増えこそすれ減ることはないの
で，その心配はないと考えてよい．

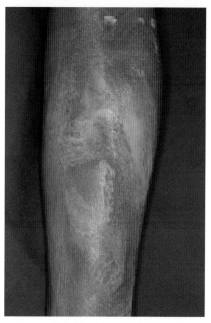

図 3. 保湿剤の効果的な外用の仕方
保湿剤（ヘパリン類似物質含有ク
リーム）は図のように白さが残るく
らいたっぷりと外用することが必要
で，決してすり込んではいけない．

おわりに

　これまで専ら経験的に行われてきたスキンケア
の分野に，汗の定量的な測定法のデータが導入さ
れたことで初めて科学的エビデンスが得られるよ
うになってきたと言える．"清潔"というキーワー
ドに惹かれる母親は多い．しかし現代人の感じる
"清潔"は，生物体の維持にとって必要な"清潔"と
は全く異なっており，現代人は前者の理想的過ぎ
る"清潔"を目指すあまり，洗い過ぎでかえって皮
膚を傷めてしまっている場合のほうが多いのでは
ないかと考えている．筆者には現代人はシャン
プーや石鹸を過度に使い過ぎて，AD の発症とい
う"しっぺ返し"を受けているように思われてなら
ない．ヒトの皮膚は極めて自浄作用の強い臓器な
のである．

文　献

1) Strachan DP : Hay fever, hygiene, and household
   size. *Br Med J*, **299** : 1259-1260, 1989.

2）Du Toit G, Kalz Y, Sasieni P, et al：early consumption of peanuts in infancy is associated with a low prevalence of peanut allergy. *J Allergy Clin Immunol*, **122**：984-991, 2008.

3）Horimukai K, Morita K, Narita M, et al：Application of moisturizer to neonate prevents development of atopic dermatitis. *J Allergy Clin Immunol*, **134**：824-830, 2014.

4）Chinuki Y, Takahashi H, Dekio I, et al：Higher allergenicity of high molecular weight hydrolysed wheat protein in cosmetics for percutaneous sensitization. *Contact Dermatitis*, **68**：86-93, 2013.

5）Trendelenburg V, Tschirner S, Niggemann B, et al：Hen's egg allergen in house and bed dust is significantly increased after hen's egg consumption—A pilot study. *Allergy*, **73**：261-264, 2018.

6）Palmer CN, et al：Common loss-of-function variants of the epidermal barrier protein filaggrin are a major predisposing factor for atopic dermatitis. *Nat Genet*, **38**：441-446, 2006.

7）Nomura T, et al：Unique mutations in the filaggrin gene in Japanese patients with ichthyosis and atopic dermatitis. *J Allergy Clin Immunol*, **119**：434-440, 2007.

8）Sasaki T, Furusyo N, Shiohama A, et al：Filaggrin loss-of-function mutations are not a predisposing factor for atopic dermatitis in an Ishigaki Island under subtropical cllilmate. *J Dermatol Sci*, **76**：10-15, 2014.

9）Doi T, et al：Importance of water content of the stratum corneum in mouse models for contact hypersensitivity. *J Invest Dermatol*, **137**：191-198, 2017.

10）Arrieta MC, et al：The intestinal microbiome in early life；health and disease. *Front Immunol*, **5**：427, 2014.

11）Shukla SD, et al：Microbiome effects on immunity, health and disease in the lung. *Clin Transl Immunology*, **6**：e133, 2017.

12）Cho CE, et al：Cesarean section and development of the immune system in the offspring. *Am J Obstet Gynecol*, **208**：249-254, 2013.

13）Bjorksten B, et al：The intestinal microflora in allergic Estonian and Swedish 2 year-old children. *Clin Exp Allergy*, **29**：342-346, 1999.

14）Stiemsma LT, et al：Shifts in *Lachnospira* and *Clostridium* sp. In the 3-month stool microbiome are associated with preschool age asthma. *Clin Sci*(Lond), **130**：2199-2207, 2016.

15）van Woerden HC, et al：Differences in fungi present in induced sputum samples from asthma patients and non-atopic controls：a community based case control study. *BMC Infect Dis*, **13**：69, 2013.

16）Ege MJ, et al：Not all farming environments protect against the development of asthma and wheeze in children. *J Allergy Clin Immunol*, **119**：1140-1147, 2007.

17）Gereda JE, et al：Relation between house dust endotoxin exposure, type 1 T-cell development, and allergen sensitization in infants at high risk of asthma. *Lancet*, **355**：1680-1683, 2000.

18）Ege MJ, et al：Exposure to environmental microorganisms and childhood asthma. *N Engl J Med*, **364**：701-709, 2011.

19）Holbreich M, Genuneit J, Weber J, et al：Amish children living in northern Indiana have a very low prevalence of allergic sensitization. *J Allergy Clin Immunol*, **129**：1671-1673, 2012.

20）Kiedler J, et al：Exposure to farming in early life and development of asthma and allergy：a cross-sectional survey. *Lancet*, **358**：1129-1133, 2001.

21）Stein MM, et al：Innate immunity and asthma risk in Amish and Hutterite farm children. *N Engl J Med*, **375**：411-421, 2016.

22）Shiohara T, Mizukawa Y, Shimoda-Komatsu Y, et al：Sweat is a most efficient moisturizer providing protective immunity at points of allergen entry. *Allergol Int*, **67**：442-447, 2018.

23）浅沼由美子，北原里穂，林田優希ほか：基礎発汗誘導能に着目したヘパリン類似物質含有保湿クリーム先発品と後発品の生物学的同等性評価．日皮会誌，**129**：2165-2172，2019.

MB Derma, **299**：37-44, 2020.

◆特集／化粧・香粧品による皮膚トラブルと患者指導

化粧・香粧品による接触皮膚炎のトレンド（日本の現状）
―みつけたらどう対応すればよいのか？
被害救済と報告システムSSCI-Net―

鈴木加余子*　　杉山真理子**

Key words：化粧品(cosmetics)，接触皮膚炎(contact dermatitis)，SSCI-Net(Skin Safety Case Information Network)，成分パッチテスト(patch test of cosmetics ingredients)，試薬調整(preparation of cosmetic ingredients for patch testing)

Abstract　近年，日本においては加水分解コムギ末配合石鹸およびロドデノール配合化粧品という2つの薬用化粧品による健康被害事例が発生した．SSCI-Netは，各臨床医が経験した症例を迅速に収集して，産官と連携することにより，国民の健康被害を最小化することを目指して2016年に設立された一般社団法人である．化粧品による接触皮膚炎症例をSSCI-Netに登録すると，原因成分特定のための成分提供の依頼や成分パッチテスト貼布濃度への成分調整を依頼することが可能である．また，患者指導のために陽性成分が配合されていない製品情報などをSSCI-Netから入手することもできる．各臨床医が個々に経験した症例をSSCI-Netに登録することが，健康被害事例の拡大を防ぐために重要である．

はじめに

日本における化粧品についての法律としては，医薬品，医薬部外品，化粧品，医療機器について定めている医薬品医療機器等法(旧薬事法)[1]がある．医薬品医療機器等法では，化粧品，医薬部外品(いわゆる薬用化粧品)が指定され，各企業は販売に際して厚生労働大臣から製造販売の許可を得ている．一方，香粧品とは，日本香粧品学会[2]によると，スキンケア製品およびメークアップ製品である化粧品類(薬用化粧品を含む)と香水類を含むものとなっており，医薬品医療機器等法上は化粧品・薬用化粧品とほぼ同一の分類と考えられる．また，近年接触皮膚炎が多く報告されているジェルネイルやマニキュアなどの爪化粧料は，化粧品として販売されているものと雑品として販売されているものがある．

化粧・香粧品は，基礎(スキンケア/フェイシャル)化粧品，メーキャップ化粧品，ボディケア化粧品，ヘアケア化粧品，フレグランス化粧品に大別され(表1)[3]，個々の製品には様々な原料が配合されている．製造販売企業は，配合される原料の化学的性質や毒性を評価し，製品への配合濃度を検討し，製品の安全性を可能な限り確認した上で販売しているが，販売後に生じるアレルギー性接触皮膚炎や刺激性接触皮膚炎などの健康被害のすべてを事前に確認することは困難である．したがって，企業側は販売後も製品の安全性をモニターすることを怠らず，我々皮膚科医が臨床診療の場で個々に経験した健康被害の情報を共有することにより，多くの消費者に同様の健康被害を生じないようにすることが重要である．近年，日本において生じた2件の薬用化粧品による健康被害の集団発生事例(加水分解コムギ末(グルパール19S)配合石鹸の使用者に生じた小麦アレルギー事例[4])(2011年)，ロドデノール(化学名：ロドデンド

*　Kayoko SUZUKI，〒454-0012 名古屋市中川区尾頭橋 3-6-10　藤田医科大学ばんたね病院総合アレルギー科，准教授／一般社団法人 SSCI-Net，理事
** Mariko SUGIYAMA，一般社団法人 SSCI-Net，事務局長

表 1. 化粧品(薬用化粧品)の分類(文献 3 より引用改変)

分　類	種　類
基礎(スキンケア/フェイシャル)化粧品	洗顔料，化粧水，乳液，クリーム，美容液，マスク，日焼け止め用化粧品など
メーキャップ化粧品	化粧下地，ファンデーション，おしろい，口紅，頰紅，アイライナー，マスカラ，アイシャドー，アイブロウ，ネイルエナメルなど
ボディケア化粧品	洗浄料(固形石鹸，ボディソープなど)，ボディ用クリーム・ローション・乳液・日焼け止め化粧品，制汗・デオドラント化粧品など
毛髪用(ヘアケア)化粧品	シャンプー，コンディショナー，育毛剤，ヘアトニック，ヘアスタイリング剤，染毛剤，脱色剤，パーマネントウエーブ剤など
フレグランス化粧品	香水，オーデコロン，オードトワレなど

ロール)配合美白化粧品の使用者に生じた白斑事例[5]~[7](2013 年))は，各地域の臨床医が経験しながらもこのような情報の共有をする場がなく，多くの消費者に健康被害が生じる結果となったと考えられる．

日本における 最近の化粧・香粧品による接触皮膚炎

2014 年以降は前述したような特定の化粧品による多数の健康被害は発生していないが，医学中央雑誌で「接触皮膚炎」をキーワードに過去 5 年の学会・論文での症例報告を検索すると，職業に関連しない化粧・香粧品による接触皮膚炎は 70 件ほどあった．このうち学会抄録や論文に記載があった 60 件の原因成分(化学物質)を表 2 に示す．過去 5 年で 2 例以上報告されていた成分は，アルブチン(美白剤)，イソチアゾリノン系防腐剤，ハイドロキノン(美白剤)，エチルヘキシルグリセリン(保湿剤)，パラベン(防腐剤)，ポリシリコーン 15(紫外線吸収剤)，ラベンダーオイル(香料)であった．特にアルブチン，イソチアゾリノン系防腐剤が各 8 例と多く報告されていた．アルブチンは，(株)資生堂が開発したチロシナーゼ活性阻害を有する美白剤である[8]が，2003 年に特許期間が終了し，現在多くの企業が美白剤としてアルブチンを配合した化粧品を多く販売している結果，感作例が多くなっていると思われる．

イソチアゾリノン系防腐剤とパラベンは，それぞれイソチアゾリノンミックス(メチルイソチア

ゾリノン，メチルクロロイソチアゾリノン混合)とパラベンミックス(メチルパラベン，エチルパラベン，プロピルパラベン，ブチルパラベン，ベンジルパラベン混合)としてジャパニーズベースラインシリーズのパッチテストパネル®(S)(佐藤製薬(株))に含まれており，近年イソチアゾリノンミックスの陽性率が上昇している[9][10]．日本においては，1987 年にメチルクロロイソチアゾリノンとメチルイソチアゾリノンを重量比で約 3:1 含有する水溶性防腐剤(商品名:ケーソン®CG(Kathon® CG))がシャンプーやリンスなどの洗い流す(rinse-off)製品にのみ 15 ppm 以下での使用許可を受けたが，2004 年にメチルイソチアゾリノンのみが，粘膜以外に使用するクリーム，乳液のように洗い流さない(leave-on)製品にも 0.01% までの使用が許可された[11]ことから，配合されている化粧品が多くなっている．また，イソチアゾリノン系防腐剤は，化粧品以外にもペンキやウエットティッシュなどにも使用されており，日常生活での接触頻度が高くなっていることから，感作例が増えていると推測される．

ハイドロキノンは，美白剤でありながら色素沈着をきたす症例が報告[12]されており，注意が必要と考えられる．

SSCI-Net とは

SSCI-Net とは，一般社団法人 Skin Safety Case Information Network：化粧品安全性症例情報ネット(http://info.sscinet.or.jp/index.html)の略

表 2. 最近報告された化粧品によるアレルギー性接触皮膚炎の原因物質
（医学中央雑誌：2014〜2019 年）

報告された原因化学物質名	報告件数
アルブチン	8
イソチアゾリノン	8
ハイドロキノン	4
エチルヘキシルグリセリン	2
パラベン	2
ポリシリコーン 15（dimethicodiethyl benzalmalonate，商品名：パルソール®SLX）	2
ラベンダーオイル	2
1,3-ブチレングリコール	1
ロジン	1
2-ヒロドキシエチルメタクリレート	1
3-o-エチル-アスコルビン酸	1
4-n-ブチルレゾルシノール	1
4-ヒドロキシプロピルアミノ-3-ニトロフェノール	1
C12-14 ヒドロキシアルキルヒドロキシエチルサルコシン	1
POE-3 コカミド	1
イソオイゲノール	1
ウコン	1
塩基性青 99	1
カルナウバロウ	1
ココアンホ酢酸ナトリウム	1
ジエチルヘキサン酸ネオペンチルグリコール	1
ジブチルヒドロキシトルエン	1
ステアロイルグルタミン酸ナトリウム	1
セタノール	1
長鎖 2 塩基酸ビス 3-メトキシプロピルアミド	1
ティーツリーオイル	1
トリクロカルバン	1
ナンバンアイ葉	1
バラ油	1
ヒドロキシエタンジホスホン酸	1
ヒドロキシステアリルアルコール，ヒドロキシステアリルグルコシド	1
ピロクトンオラミン	1
フェニルエチルレゾルシノール	1
ヘキシルデカン酸/セバシン酸ジグリセリルオリゴエステル	1
ポリアクリルアミドイソパラフィンラウレス 7	1
水添ジリノレイルアルコール	1
油溶性甘草エキス	1
ラウレス硫酸ナトリウム，ラウリルヒドロキシスルホベタイン液，ヤシ油脂肪酸アシルグルタミン酸ナトリウム，POE(16)ラウリルエーテル	1
リンゴ酸ジイソステアリル，トリイソステアリン酸ポリグリセリル	1
合　計	60

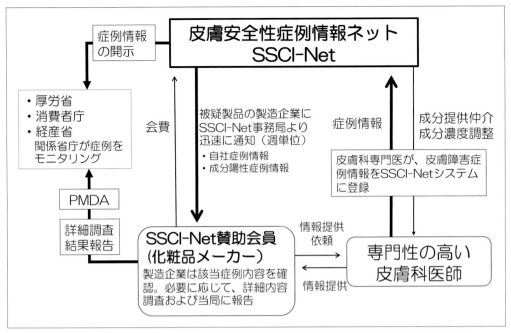

図 1. SSCI-Net (文献 10 より引用改変)

称で，2016 年 4 月に厚生労働科学研究費補助金事業(医薬品・医療機器等レギュラトリーサイエンス総合研究事業)「化粧品等のレギュラトリーサイエンス総合研究事業」(2013〜2015 年度)の研究成果として設立された[13]．理事は，松永佳世子理事長を含めた皮膚科専門医 3 名および皮膚科関連 3 学会(日本皮膚科学会，日本臨床皮膚科医会，日本香粧品学会)，関連する産業団体(日本化粧品工業連合会，日本ヘアカラー工業会)から推薦されたメンバーで構成され，産学連携組織となっている．

先に述べたように，近年発生した 2 件の薬用化粧品において多くの消費者に健康被害が生じた要因の 1 つに，個々の臨床医が 1 年ほど前から個々に当該製品による健康被害を経験していたにもかかわらず，医療者と企業と行政が情報を共有する場がなかったことが挙げられる．SSCI-Net は，この事例を教訓として，臨床医が各々の実臨床で経験した症例を迅速に収集して産官と厚く連携することにより，その被害を最小化することを目指し，① 臨床医による皮膚健康被害障害事例の収集，② 化粧品メーカーとの連携による障害の原因精査を目的とした臨床支援，③ 収集された症例および関係する臨床研究結果の関係省庁およびメー

カーへの情報フィードバック，④ 皮膚健康障害の原因候補物質に関する臨床支援，⑤ これらの事業に付帯または関連する事業を行っている[13]．

行政からの直接参加はないが，定期的に厚生労働省，独立行政法人医薬品医療機器総合機構(PMDA)，経済産業省，独立行政法人製品評価技術基盤機構(NITE)，消費者庁，独立行政法人国民生活センター，国立医薬品食品衛生研究所と情報共有する連絡会を開催しており，行政が把握した問題事例があれば SSCI-Net に類似症例の有無の問い合わせがあるなど，産官学が連携した活動となっている．

化粧・香粧品の接触皮膚炎における SSCI-Net の利用

SSCI-Net を利用するためには，事務局(http://info.sscinet.or.jp/index.html，TEL/FAX：052-684-6035，担当：張山，MAIL：hariyama@sscinet.or.jp)に連絡をし，施設および医師の登録をした後に ID とパスワードを配布してもらうことが必要である．SSCI-Net の症例登録画面には，PMDA や NITE など行政への報告書のフォーマットが掲載されており，SSCI-Net に登録された情報は自

動的に反映されるようになっている.

1. 成分提供依頼の仲介

我々は,アレルギー性接触皮膚炎の原因として疑っていた製品がパッチテストで陽性反応を呈した場合,当然その製品の使用を中止するよう指導する.しかし,患者にとって重要な情報は「次にどの製品を選べばよいのか」ということである.化粧・香粧品には,異なる製造販売企業の商品であっても同じ成分が配合されていることや,外用薬や生活用品に配合される成分もあるため,パッチテストで陽性反応を呈した製品の中止を指導するだけでは不十分である.したがって,接触皮膚炎を生じた製品の成分を取り寄せ,成分パッチテストを行って原因成分を確定することが患者に対する生活指導の点で非常に重要である.しかしながら,製品容器に記載されている「お客様相談室」や「製品についての問い合わせ」に連絡しても,適切な対応が得られず,成分パッチテスト施行を挫折した先生も多いのではないだろうか.

特に最近は,製品容器に「販売元」と「製造販売元」が表記されていて,どちらに連絡したらよいのかわからなかったり,OEM(original equipment manufacturer)製品(受託会社に製造および販売許可を委託して比較的容易に製造された化粧・香粧品)であることを理由に対応されないことがあったり,実際にどのように成分の提供を企業に依頼したらよいのかわからないことも多くある.SSCI-Net では,症例登録されたアレルギー性接触皮膚炎の原因製品について,企業への成分提供依頼の仲介を行っており,これまでの仲介件数は63件である.

2. 成分の貼布濃度設定および試薬調整

化学物質のパッチテストにおいては,感作例に陽性反応を惹起し,非感作例を感作しない貼布濃度(これをパッチテスト至適濃度という)に調整して貼布する必要がある.製品の配合濃度がパッチテスト至適濃度よりも低い場合に,提供された成分を製品の配合濃度に調整して貼付すると偽陰性を招くことがある.また,pH 調整のために製品

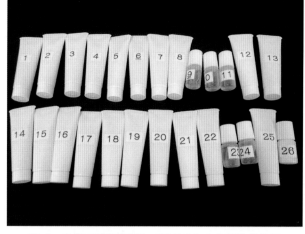

図 2. 企業で試料調製して提供された化粧品成分例

にごく微量配合されている水酸化ナトリウムなどの強アルカリ化学物質が提供されても成分パッチテスト時に貼付してはいけない.つまり,成分パッチテストにおいては提供された成分をどのような濃度・基剤に調整してパッチテストをするかという知識が必要である.しかしながら,提供される成分の化学物質は30種類以上のこともあり,各々の化学物質のパッチテスト至適濃度を調べて,さらに試料調製するのは,一般臨床医にとって非常に煩わしいことであり,成分パッチテストを患者に勧められない要因の1つとなっている.SSCI-Net では,このような成分パッチテスト施行の煩雑さを解消するために,提供された成分のパッチテスト貼布濃度設定について対応し,これまでに依頼された40件について濃度設定を行っている.企業によっては,成分を設定した濃度に調製して提供してくれる場合もある(図2)が,成分を原末のまま提供される場合もある.成分を設定した濃度に調整する試料調製については,SSCI-Net を通じて,国立研究開発法人日本医療研究機構(AMED)の特定臨床研究(研究責任者:松永佳世子(藤田医科大学医学部アレルギー疾患対策医療学))事業として対応している.この研究を利用した成分試料調製はこれまでに6件行われている.

化粧品成分についての情報提供

成分パッチテストで原因成分が確定した場合は

患者に製品購入時に全成分を確認するように指導する．成分を提供した企業は，自社製品については原因成分が配合されない製品の情報を提供してくれるが他社製品の情報の提供はされない．SSCI-Net に問い合わせると，SSCI-Net の賛助会員である企業から情報を収集し，推奨できる製品情報を提供できる．また，接触皮膚炎にかかわらず気になる症例や製品があった場合に SSCI-Net に問い合わせると，同様の症例が登録されているかどうかや協力施設および学会のネットワークを利用して収集した類似症例の情報が提供される．

SSCI-Net を介して
成分パッチテストを施行した症例

使用していた化粧品にパッチテストで陽性反応を呈し，SSCI-Net を介して製造販売元に成分提供を依頼し，成分パッチテストの結果，原因成分を確定した症例を供覧する．

＜症　例＞38 歳，女性
既往歴：アトピー性皮膚炎，花粉症
現病歴：4～5 年前から露出部に皮疹が生じるようになり，ステロイド薬を外用すると軽快するが，中止すると悪化することを繰り返している．化粧品が合わない気がするため精査希望にて当科を受診．

パッチテスト：使用していた化粧品，ジャパニーズベースラインシリーズ，化粧品成分シリーズを貼付した．その結果，使用していたクリーム，日焼け止めクリーム，ホホバオイルに72時間判定で International Contact Dermatitis Research Group 判定基準?+の反応を認めた（図3-a）．?+では陽性反応と確定できないため，repeated open application test を施行した結果，両製品に紅斑を認め（図3-b），これら2製品によるアレルギー性接触皮膚炎と判断した．

SSCI-Net を介した成分パッチテスト：SSCI-Net のウェブサイトから，事務局より配布された ID，パスワードで症例登録画面を開いてアレルギー性皮膚障害例として本例の2製品を新規登録

した．登録に際しては，年齢，性別，製品の種類（クリーム，日焼け止めクリーム），製品名，販売会社を入力し，備考欄に「成分パッチテストを施行したいので成分提供の依頼をお願いします」と記載した．その後 SSCI-Net から，販売会社の担当者に連絡を入れてもらい，2製品の成分が提供された．提供前に全成分と各成分のおおまかな配合濃度の一覧表を送ってもらい，SSCI-Net の事務局長と主治医で，Patch Testing 4th（acdegroot publishing, 2018）や Non Fragrance Allergens in Cosmetics（CRC press, 2018）などの教科書やこれまでの報告例，製品の配合濃度，化学特性などを考慮してパッチテスト濃度を設定した．原因製品は各々40種類以上の成分が配合されていたが，販売企業は非常に協力的で，当方が設定した濃度に各成分を調製して提供された．本例は成分パッチテストの結果，2製品に共通して配合されていたカンゾウ根エキスが原因成分と判明した（図3-c）．

化粧・香粧品による接触皮膚炎の被害を
最小にするために

医薬品による重大な副作用が生じた場合には，PMDA の健康被害対策業務である医薬品副作用救済制度[14]があるが，化粧・香粧品が原因の場合にはこのような被害救済制度はなく，加水分解コムギ末配合石鹸による小麦アレルギー事例もロドデノール配合製品による白斑事例も，被害者救済に対応したのは製造販売業者であった．現在，PMDA は安全対策業務として，医薬品医療機器等法に基づく医薬品，再生医療等製品，化粧品，医薬部外品，医療機器による副作用，感染症，不具合を受け付けている（https://www.pmda.go.jp/safety/reports/hcp/pmd-act/0002.html）．

一方，SSCI-Net の事業として，協力施設の医師が皮膚テストにより確定診断したアレルギー性接触皮膚炎や，臨床的に因果関係が判明した刺激性接触皮膚炎の症例を登録することによる「臨床医による皮膚健康被害障害事例の収集」がある．SSCI-Net では，理事である皮膚科専門医3名が

図 3.
症例
a：持参化粧品パッチテスト 72 時間判定所見
b：Repeated open application test 2 日目陽性所見
c：成分パッチテスト

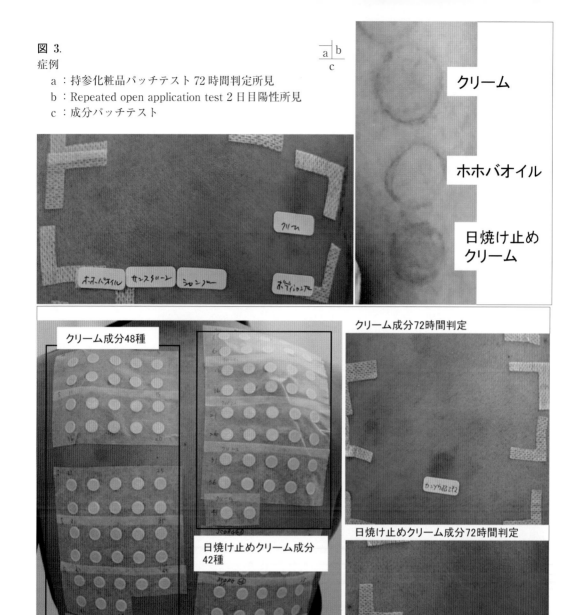

事務局長とともに毎週ミーティングを行って登録症例を確認している．同じ製品による健康被害が 1 年間に 3 件以上の登録があった場合は，その情報を製造販売企業や PMDA などの行政と共有し，製品による皮膚健康被害を最小化するために原因を究明することを働きかけている．この取り組みは，日本化粧品工業連合会による化粧品へのイソチアゾリノン系防腐剤の使用の自主規制や，ジェルネイルによる接触皮膚炎の対策として日本ネイリスト協会からの「ジェルネイル製品を正しく安全に使用するために」というパンフレット作成につながっている．

最後に

　化粧・香粧品に限らず，自分が経験した接触皮膚炎の原因製品が社会問題となるような事例の発端かもしれないという問題意識をもち，健康被害の集団発生事例が再発しないように SSCI-Net を活用していただきたい．

文　献

1) 医薬品，医療機器等の品質，有効性の確保等に関する法律(https://elaws.e-gov.go.jp/search/elawsSearch/elaws_search/lsg0500/detail?lawId=335AC0000000145).
2) 日本香粧品学会(http://www.jcss.jp/about/jcss.html).
3) 資生堂学術室：医療関係者向け化粧品の基礎知識(第3版)，資生堂リサーチセンター，2015(非売品).
4) Yagami A, Aihara M, Ikezawa A, et al：Outbreak of immediate-type hydrolyzed wheat protein allergy due to a facial soap in Japan. *J Allergy Clin Immunol*, **140**：879-881. e7, 2017.
5) 青山裕美，伊藤明子，鈴木加余子ほか：ロドデノール誘発性脱色素斑症例における一次全国疫学調査，日皮会誌，**124**：2095-2109，2014.
6) 鈴木加余子，青山裕美，伊藤明子ほか：ロドデノール誘発性脱色素斑症例における二次全国疫学調査. 日皮会誌，**124**：3125-3142，2014.
7) 伊藤明子，青山裕美，鈴木加余子ほか：ロドデノール誘発性脱色素斑症例における三次全国疫学調査. 日皮会誌，**125**：2401-2414，2015.
8) 秋保　暁，鈴木裕美子，浅原智久ほか：アルブチンのメラニン生成抑制作用 B16 メラノーマ細胞による生化学的研究. 日皮会誌，**101**：609-613，1991.
9) 鈴木加余子，松永佳世子，矢上晶子ほか：ジャパニーズスタンダードアレルゲン(2008)2013年度・2014年度陽性率. *J Environ Dermatol Cutan Allergol*, **11**：234-247，2017.
10) 伊藤　崇：Japanese baseline series(JBS2015)の2018年度陽性率. 日皮免疫アレルギー会誌，**3**：177，2019.
11) 化粧品原料基準(https://www.mhlw.go.jp/file/06-Seisakujouhou-11120000-Iyakushokuhinkyoku/keshouhin-standard.pdf#search='%E5%8C%96%E7%B2%A7%E5%93%81%E5%9F%BA%E6%BA%96').
12) Tatebayashi M, Oiso N, Wada T, et al：Posssible allergic contact dermatitis with reticulate post-inflammatory pigmentation caused by hydroquinone. *J Dermatol*, **41**：669-670, 2014.
13) 松永佳世子，篭橋雄二：化粧品の安全性情報を把握するための SSCI-Net とその活用．フレグランスジャーナル，**45**：70-75，2017.
14) 医薬品副作用救済制度(https://www.pmda.go.jp/relief-services/adr-sufferers/0001.html).

MB Derma, 299：45-51, 2020.

◆特集／化粧・香粧品による皮膚トラブルと患者指導

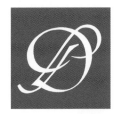

アイメイクとネイルの美容法の実態（アイプチ，エクステ，睫毛パーマ，ジェルネイル）とそれによる皮膚トラブルの対処法

関東裕美*

Key words：アイメイク（eye makeup），ジェルネイル（gel neil），ネイリスト（manicurist），パッチテスト（patch test）

Abstract　目周囲の皮膚は洗顔の影響も受けやすく，化学物質の経皮吸収が起こりやすい部位である．当然，二重瞼用ノリや睫毛エクステンション，睫毛パーマなど種々の化学物質に反応して接触皮膚炎を生じるリスクが高い．ただし接着剤の成分は医科歯科領域で有効利用され，二重瞼用ノリが眼瞼下垂患者の生活改善につながることもある．ネイル美容はサロンで施術してもらうのみでなく，専用製品が市販されており近年幅広い年齢層で流行している．つけ爪は爪の形に成型された曲面状のネイルチップで，多くはアクリル樹脂製である．除去液リムーバーはアセトンが主成分で，揮発吸入や接触により障害を起こすことがある．ジェルネイルは，ジェル硬化の工程で使われる紫外線による発癌性のリスクや，自爪とジェルの間にできた隙間に水分が溜まり易感染になることなど注意喚起がなされているが，難治性爪疾患の整容面や機能面改善にネイルケアが役立つこともある．接着剤成分のアクリル樹脂感作が注目されているので，アイメイクやネイル美容による皮膚障害をみた場合，患者の樹脂成分に対するアレルギー感作の状態をパッチテスト（PT）で把握して指導をする必要がある．

はじめに

　老若男女にかかわらず，皮膚トラブルなく時代の流行の中で自由に楽しくおしゃれを楽しむことで，各自が生活の質を向上することができる．ところが自身の皮膚の状況を把握できずに抗老化対策に，流行の先取りにと美容を取り入れて皮膚炎を生じることもある．目の周り，口の周りの皮膚は皮脂腺が少なく乾燥しやすいので，二重瞼用メイクアップや睫毛エクステンション，睫毛パーマなど種々の化学物質に反応して刺激性接触皮膚炎（かぶれ）を生じることがある．ジェルネイルは，1週間程度で爪先端から剝がれてしまうマニキュアより長持ちすることで幅広い年齢層に定着してきたが，主成分アセトンを含有するジェルリムー

* Hiromi KANTO，〒143-8541　東京都大田区大森西 6-11-1　東邦大学医学部皮膚科学講座，客員教授

バーの使い方で容易に刺激を起こす．また，ジェル硬化の工程で使われる紫外線による発癌性のリスクや，自爪とジェルの間にできた隙間に水分が溜まり易感染になることなど注意喚起がなされている．絆創膏をはじめとして日常生活で誰もが頻用する接着剤であるが，アイメイクやネイル美容が積極的に行われ，共通する接着剤の含有成分によるアレルギー感作が成立してしまう可能性がある．そのような患者では医療用接着剤や歯科樹脂治療が困難になることが懸念されるので，患者の樹脂成分に対するアレルギー感作の状態をパッチテスト（PT）で把握して指導をする必要がある．

アイメイクによる接触皮膚炎

　おしゃれに関心が強くなる中高生では派手な化粧ができない分，目の化粧にこだわりたい傾向がある．つけ睫毛や"二重瞼用ノリ・アイプチ"が流行れば自由に使用できるし，睫毛をカールするた

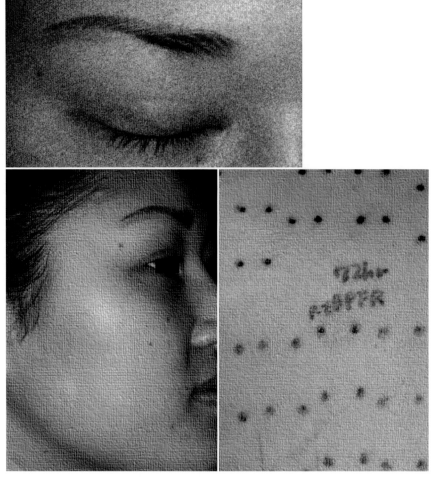

図 1. 30 歳，女性．上眼瞼と頬の脱色素斑を呈する臨床像と PT 結果

めにビューラーの使用は必然で，睫毛エクステ，睫毛パーマも美容院に行けば簡単にできる時代である．皮膚体質にかかわらず思春期には皮脂分泌や汗分泌が亢進し，体臭や見栄えが気になる年頃で，過剰洗顔をする．洗浄行為を好む国民性もあり，年齢を重ねて皮脂分泌が低下しても日常の洗顔方法を変えない場合が多いようである．化粧を落とすにはダブル洗顔が必要と理解して洗浄行為を継続しているので，脆弱な目周囲には皮膚障害を生じやすい．つけ睫毛や二重瞼用ノリを使うときには接着剤の成分が脆弱な皮膚に接触することになる．化学物質の刺激反応を起こさないようにするには，接着剤の成分を落とすのにオイルで浮かせて少し待ってから愛護的に洗浄する習慣を指導する必要があろう．過剰洗顔により皮膚バリア機能の低下が起きると，皮膚は刺激感，違和感を

覚え，それを何とかしようと無意識にこする行為が増え，さらに皮膚障害を助長してしまう．過敏な目周囲の皮膚に毎日金属性ビューラーで睫毛カールする習慣があると，ビューラーから溶け出る金属イオンが汗とともに皮膚に吸収されて金属アレルギーに進展してしまうこともある．通常，化粧品の成分でアレルギーを起こすことは多くはないが，経皮吸収が亢進した状態では化学物質が吸収されやすくなり，アレルギー反応が成立してしまう可能性もある．アトピー素因がある若年層，あるいは健常皮膚であっても中高年層では，目周囲の皮膚の乾燥悪化因子になる洗顔料を中止させるだけで軽快する症例もある．洗顔料の使用制限指導後も皮疹が軽快しないときには，患者に的確な指導をするために原因確認目的で PT を行う．被疑製品や関連アレルゲンの貼布をすること

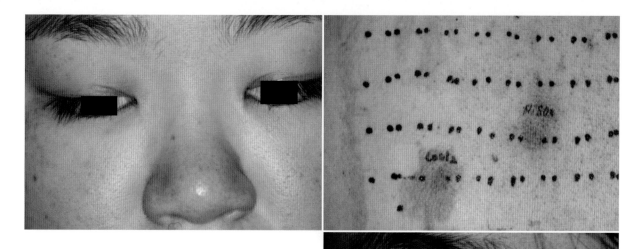

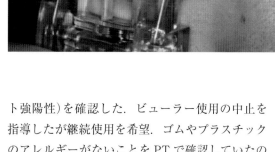

図 2.
19歳, 女性. 初診時臨床像と PT 結果.
プラスチック性のビューラーを持参.

で, 患者の生活の質維持目的により詳細な指導ができる. すなわち PT の結果により使用可能な製品を見極め, 代替製品の指導も可能になることがある. 以下に症例を供覧する.

＜症例1＞30歳, 女性（図1）

半年前から使用していた二重瞼用ノリで痒みが出るようになり中止したが, 瞼の色素沈着と頬の脱色素斑が目立つようになり精査目的で受診. 使用したノリは処分しており PT は未施行, 使用中の化粧品はすべて陰性. 陽性を呈した p-tertiary-butylphenol-formaldehyde resin（PTBPFR）は白斑惹起物質として知られ, 接着剤に含有されていることがあるので原因成分である可能性を考えた.

＜症例2＞19歳, 女性（図2）

3年前からビューラーを連日使用. 高校卒業後, アイプチを使用して二重瞼を作りアイメイクをしている. 内眼角の痒い皮疹が悪化し, 精査希望で紹介受診. PT 結果は, 使用中の化粧品はすべて陰性, アクリル樹脂など接着剤の成分もすべて陰性であったが, 金属アレルギー（ニッケル, コバル

ト強陽性）を確認した. ビューラー使用の中止を指導したが継続使用を希望. ゴムやプラスチックのアレルギーがないことを PT で確認していたので, 非金属性ビューラーを自身でみつけて使用しているが皮疹の再燃はない.

＜症例3＞29歳, 女性（図3）

数年来, 目周囲～頬, 手の瘙痒性皮疹に対し外用治療を継続. 歯科助手であり, ゴム・金属アレルギーを心配し精査希望で受診. PT でチウラム系加硫促進剤（Thiuram mix, TETD）とニッケルアレルギーを確認. ビューラーは目のふちに当たるところにゴムが使用されている. 就業時は手袋の代替品としてチウラムフリーの製品を紹介, ゴム成分と金属アレルギーの合併があるのでビューラー使用は不可能と指導したところ皮疹は略治.

＜症例4＞44歳, 女性（図4）

目周囲の淡い浮腫性紅斑と鱗屑を繰り返し, 原因確認目的に受診. PT で被疑製品の睫毛美容液のみ +?（ICDRG 基準）の刺激反応を呈し, 使用中止指導で軽快.

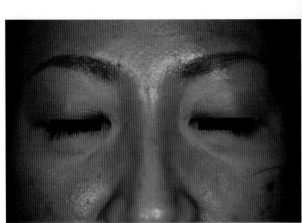
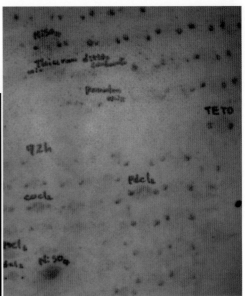

図 3. 29 歳, 女性. 前額, 上眼瞼〜頬の紅斑をきたした臨床像と PT 結果

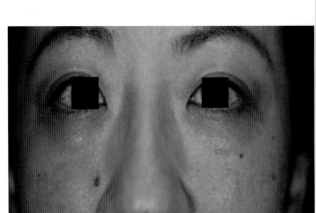
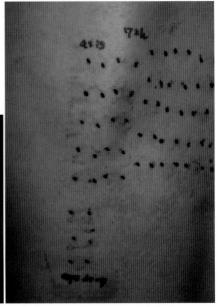

図 4. 44 歳, 女性. 目周囲の淡い紅斑を呈する臨床像と PT 結果. 睫毛美容液は弱陽性.

　日本人の多くは一重瞼で, 欧米人と比較して眼の印象が薄いのは睫毛が短く本数が少ないことや, 睫毛の生える角度が下向きであることが挙げられている. アイメイクとして二重瞼用ノリ, つけ睫毛, 目を大きく見せるアイライン, マスカラなどの化粧は若年層に積極的に取り入れられている. 多くの日本人女性は, 欧米人のような二重で大きな眼を望んでアイメイクが流行するのであろ

う. 当科で睫毛パーマによる皮膚炎症例の経験はなく, 美容師が安全施術を心がけていると考えたい. 一方, 睫毛エクステンションは韓国で流行後に日本に紹介され, 韓国から輸入した睫毛エクステンションで, 自身に施術練習をするうちに皮膚障害を生じた美容師の症例を報告[1]している. 睫毛エクステンションの経験者の割合とその健康障害に関する全国調査[2]によれば, 2,000 例中 205 例

（10.3％）が経験者で，年代別では20歳代後半が最も高く，30歳代前半がこれに続き，年齢の上昇とともに経験者の割合は減少，50歳代後半が最も低かったという．健康面でのトラブルは，47例が接着剤による眼の充血・痛み，24例がアレルギーによる瞼の腫れ・痒み，1例がリムーバーによる充血と回答した．近年は中高年でも施術されるようになり，アイメイク美容でダメージを受け，脱毛が起こり睫毛貧毛症になるという報告[3]もある．この対策として多くの睫毛美容液が販売されているが，国民生活センターには「ネット通販で購入した睫毛美容液を使用したところ目の周りが腫れた」などとする皮膚障害などに関わる相談があるという．2015年度以降381件，特に18年度は281件（17年度は70件）と急増しており，健康被害に関する相談381件のうち，300件（78.7％）は赤み・痒み・痛み・腫れなどの「皮膚障害」とされているので，上記に示した通り，難治症例ではPTを積極的に行うことで原因製品を確認すべきである．脆弱皮膚への接着剤使用で皮膚障害が起こりやすい一方で，筋ジストロフィー患者の眼瞼下垂に対しオペラアイプチを使用したところ，患者の眼瞼下垂の治療として有用で，患者の生活の質の向上に役立ったとする報告[4]があるのは興味深い．医科歯科領域では接着剤の有効利用が今後も期待される．

ネイルによる皮膚炎

　アクリル樹脂はアクリル酸エステルあるいはメタクリル酸エステルの重合体で，透明性の高い非晶質の合成樹脂である．特にポリメタクリル酸メチル樹脂（Polymethyl methacrylate）による透明固体材はアクリルガラスとも呼ばれる．こすると特有のにおいを発し，ポリカーボネートなどとともに有機ガラスとも呼ばれる．一部のアクリル樹脂には，紫外線で硬化する光硬化性樹脂（UVレジン）と呼ばれるタイプのものが存在する．紫外線で硬化するその性質を利用して，歯科や手作りアクセサリーや模型，ネイルアートなどで幅広く利用されている．ネイルアートは手足の爪に施す化粧や装飾のことであり，様々なネイルアート用品が市販されており，施術者であるネイリストにサロンで行ってもらうだけでなく，自身の爪を飾る創作作業を楽しむために，ネイルアートを行う人も増えている．2008年ごろから施術の比較的容易なジェルネイルを自分で行うセルフジェルが流行し始め，むしろ施術に慣れていない方が安易に材料に触れてアクリル樹脂感作が成立してしまう症例を経験することが多いように思う．つけ爪は工業的に爪の形に成型された曲面状のネイルチップといわれる，多くはアクリル樹脂製のネイルチップが用いられる．種々の大きさや形状のものが市販されており，両面テープや専用の接着剤で自爪に貼り付けて使用する．あらかじめデザインされたものもストックしておくことができるため，手早く脱着して対応できるので，ネイルサロンに行くことなしに爪を彩ることができる．可塑性の樹脂素材を自爪の上に練りつけて，補助的な台紙の上で自爪の先端から延長して，つけ爪を形成するスカルプチュアといわれるものは粘土細工のように立体的な造形とすることもできる．医療補助目的で変形変色した爪を矯正，保護する目的で用いられることもある．ネイルチップとスカルプチュアの中間的な手技として，作業が容易で短時間で形のきれいな長さ出しができるチップオーバーレイ，自爪を繊維により補強し，美しい表面を作り出せ，割れた自爪の補修にも使えるシルクラップと呼ばれる施術がある．つけ爪を素材別にみると，アクリル樹脂素材のものが多彩な形状を作ることができるので頻用されている．Methyl methacrylate（MMA）は過度に硬く自爪への負担が大きく，また除去液アセトンによっても溶けないため，削り落とす除去方法しかない．材料コストが安いため，外国の一部のサロンでは今なお使用されているが，削る際に自爪の表面をも削り取らざるを得ないので，自爪を傷めることになる．ウレタンアクリル樹脂などを主な成分とするジェル状の素材で作るものは，一般的に紫外線灯（UVラン

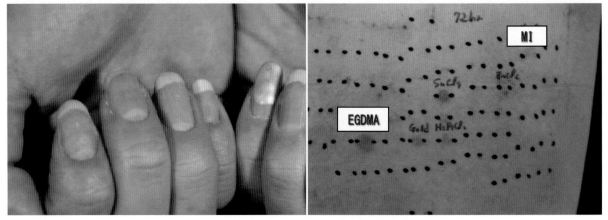

図 5. 37 歳，女性．爪甲の白色線条，変性（＋）

爪周囲に鱗屑が目立つ．PT で，アクリル樹脂アレルゲンシリーズでは Ethylen glycol dimethacrylate（EGDMA）のみ陽性，防腐剤の Methylisothiazolinone（MI）陽性に加えて金属アレルギーが判明（Au，Sn，Pt）．検査結果から，アクリル樹脂のアレルギーが重症化しないように自身の洗浄製品をイソチアゾリノン含有製品の使用禁止として，積極的に手指爪の保湿保護を徹底したところ軽快している．

プ）を用いてジェルを硬化させる．除去液の主成分であるアセトンのサロンでの取り扱いについては，2010 年の厚労省指針に示された換気の規定を守れば問題ない．しかし，サロンでの使用，一般家庭での使用にかかわらず，換気が不十分であると取り扱う人およびそばにいる人に健康の悪影響を及ぼす可能性があるので注意が必要である．過度な甘皮の処理や，頻繁なマニキュアの塗り替えでの除光液による皮膚の脱脂現象と乾燥は，皮膚バリア機能低下を招いて，アクリルモノマーや下地調整塗布剤による刺激やアレルギーを引き起こす場合がある．生野ら[5]は，27 歳の女性歯科医，47 歳の歯科助手（それぞれ職歴 2 年および 1 年半）と，36 歳の主婦（ジェルネイルを始めて 6 か月）の 3 例で手指病変を生じ，PT で多数のメタクリレートに陽性となった症例を報告している．義歯の装着が困難になった 72 歳女性に行った PT でも 2-hydroxyethyl methacrylate（2-HEMA）など 5 種のメタクリレート陽性を呈したことから，日常生活でアクリル樹脂に感作されると将来的に義歯治療ができなくなる可能性があることを注意喚起している．当科で経験したネイリスト症例を下記に示す．

＜症　例＞37 歳，女性（図 5）

ネイリスト就業 6 年目ごろから爪周囲のかぶれを繰り返すようになり，精査希望で紹介され受診．

おわりに

　接着剤は，睫毛エクステンションや人工爪などの美容領域，アクセサリー，工芸品など日常家庭用品として使われるほか，歯科樹脂材料やダーマボンドなど医科歯科治療でも使用され，感作機会は少なくない．近年アクリル樹脂の感作機会が増え，特にネイリストでは職業性感作を生じた症例の報告もみられ[6)7]，重症化して交差感作をきたす症例もあるので啓発指導の必要がある．若年層〜高齢者まで流行を追い，美容化粧を積極的に取り入れて豊かな生活を過ごせる時代であるが，脆弱な皮膚の患者には各自の皮膚質を把握したスキンケア指導が望まれる．一方，眼瞼下垂患者に対し二重瞼ノリの使用で症状が改善する可能性もあり，ネイリストとの共同作業で難治性爪疾患に対する整容面や機能改善にネイルケアが有用であったとの報告もある[8]．皮膚科医としてはアイメイクやネイル美容で生じた皮膚障害をみたとき，接着剤関連アレルゲンについて追及をすべきであろう．PT で患者の感作状況を把握して，反応が強い患者には医科歯科治療で支障をきたす可能性を指導する．年齢や季節，皮膚質に応じた洗顔，保湿，遮光の基礎化粧が日常習慣化すれば健康な皮膚を維持でき，目周囲の化粧も見栄えがする．皮膚疾患があるから何もできないとあきらめさせる

のではなく，自身の皮膚状況に応じて化粧品，化粧方法を選んで使用させるべきである．化粧は皮膚を守るものであることを理解させ，アイメイクやネイル美容を楽しめるような指導をして患者との信頼関係を高めて欲しい．

文　献

1) 関東裕美：【ライフスタイルと皮膚疾患】まつ毛エクステンションによる接触皮膚炎. *J Visual Dermatol*, **8**(5)：456-458, 2009.
2) 天野由紀，西脇祐司：まつ毛エクステンションの経験者割合とその健康障害に関する全国調査. 日衛雑誌, **68**(3)：168-174, 2013.
3) 山下理絵，近藤謙司：【毛の美容外科】睫毛の美容外科. *PEPARS*, **151**：43-50, 2019.
4) 川井　充，吉田ヒデ子，竹嶋光代ほか：筋ジストロフィー患者のケアシステムに関する総合的研究 筋強直性ジストロフィーの眼瞼下垂に対するオペラアイプチ（ふたえまぶた用メイクアップの有用性. 厚生省精神・神経疾患研究委託費による研究報告集 平成11年度, p.225, 2000.
5) 生野麻美子，安藤一郎：歯科患者に生じたメタクリルレジンアレルギー 歯科従事者の2例，ジェルネイルによる1例も合わせて報告. *J Environ Dermatol Cutan Allergol*, **10**(5)：554-561, 2016.
6) 濱本嘉昭：【達人に学ぶ"しごと"の皮膚病診療術】ネイルアーティストの職業性接触皮膚炎. *MB Derma*, **277**：40-46, 2018.
7) 田中理子，猪又直子，泉　佳奈子ほか：ネイリストに発症した，ジェルネイルによる職業性接触皮膚炎. 皮膚病診療, **42**(1)：38-42, 2020.
8) 九穂尚子，福田　薫，林　伸和：ネイリストとともに行った爪疾患に対するネイルケア. *Aesthet Dermatol*, **28**(4)：319-325, 2018.

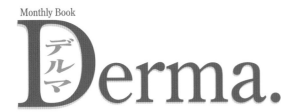

Monthly Book

Derma.

新刊

No.294

"顔の赤み" 鑑別・治療アトラス

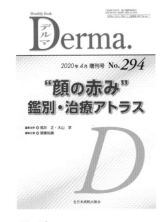

2020 年 4 月 増刊号
● 編集企画：関東 裕美
　（東邦大学医療センター大森病院臨床教授）
● 定価（本体価格 5,800 円＋税）● B5 判 ● 276 ページ

"顔の赤み" の鑑別・治療をまとめた実践書！

アトピー性皮膚炎、酒皶、皮膚感染症、膠原病などの皮膚疾患に伴うものや、日用品や治療薬が原因で生じているもの、悪性腫瘍が背景に存在しているものなど、多種多様な原因が考えられる "顔の赤み"。
他疾患と見間違えないための鑑別診断の要旨をわかりやすく解説し、さらにそれぞれの原因に応じた治療の実際についても詳述！
多数の症例報告から学べる必読の一書です！！

（株）全日本病院出版会　www.zenniti.com

〒 113-0033　東京都文京区本郷 3-16-4　　電話 (03)5689-5989　　FAX (03)5689-8030

MB Derma, 299：53-60, 2020.

◆特集／化粧・香粧品による皮膚トラブルと患者指導

子どもの化粧・香粧品による皮膚トラブルと
患者指導のポイント

岡村理栄子*

Key words：おしゃれ障害とは，おしゃれの低年齢化，過度なおしゃれ，本当のおしゃれには知識が必要，社会的に外見を気にしすぎる

Abstract　最近，世の中の風潮として外見を重要視する傾向がある．それが子どもの世界にも入りこみ，小学生や中学生でも化粧をし，髪を染め，ピアスをしている子どもが見かけられるようになった．2003 年筆者は「おしゃれ障害」という本を書き，子どもたちを対象に「おしゃれによる皮膚の障害」について講演を始め，学校現場へ出向き様々な症例を経験した．
　この 20 年間で子どもたちの生活は変化し，より種々のおしゃれが低年齢化し，過度になってきている．大人として皮膚科医として正しい知識を子どもたちに与えるためには，現在の状況を正しくとらえ説明しなくてはならない．

はじめに

　皮膚は外界から身を守るという大切な役目を負っているが，形態的にも機能的にも年齢による変化が大きい．皮膚疾患は年齢を問わずに発症するが，特に児童，生徒として学校で過ごす時期は，皮膚が未完成で未熟であるために生じる疾病も多く，この時期の皮膚疾患の発見，管理は重要である．

　さて最近，世の中の風潮として外見を重要視する傾向がある．それが子どもの世界にも入りこみ，小学生や中学生でも化粧をし，髪を染め，ピアスをしている子どもが見かけられるようになった．2003 年筆者は「おしゃれ障害」という本を書き，子どもたちを対象に「おしゃれによる皮膚の障害」について講演を始めた[1]．その切っ掛けは，養護教諭からの『「染毛やマニキュアがなぜいけないか」などを子どもたちに尋ねられて困っている．なんとなく，子どもにはまだ早いと教えるが，な

ぜ大人はよくて子どもはだめかと聞かれて困る．医学的に説明するテキストが欲しい』ということであった．

　そのために子どもたちやその周囲に，「おしゃれはある程度皮膚が完成してから」，「おしゃれはある程度の社会的な知識や化学的な知識ができてからするべき」，「何か問題が生じたら必ず周りの大人に相談して」という具体例を示し，注意を促すために講演活動を行ってきた．また，身近に皮膚科医がいるということを子どもたちにアピールするのにちょうどよい題材でもあり，日本臨床皮膚科医会の学校保健委員会でも教育 CD を制作していただき，中学校や高校などで頻回講演を行っていた．その後，「ニキビ」や「外傷」や「紫外線防御」などの CD もでき，学校保健が皮膚科でも盛んとなった．しかし，「おしゃれ障害」については盛んに中学校や高校で講演を行ってきたが，最近では小学生や親向けの講演会の要望が中心である．それは，教育現場において小学生から教育したほうが良いと考えられていること，自身におしゃれ障害があった世代の人が若い母親になり，子どもにどう教えるか知りたいことと，自分自身のお

* Rieko OKAMURA，〒184-0002 小金井市梶野町 2-7-2　医療法人社団理栄会岡村皮フ科医院，院長

しゃれ障害に対応するために聴きに来ているようである.

最近のおしゃれの問題はますます低年齢化している. 最近の鈴木の調査によると, メイクアップは高校生では, ほぼ毎日 13.8%, したことがないのは 35% である. 当該のおしゃれ調査を実施した未就学児童から高校生までの統計で, メイクアップ 14.6%, ネイル 8.8%, 毛染め 29.8%, ピアス 35% でトラブルを生じたとしている. そのなかで注目されるのが未就学児のおしゃれの頻度で, メイクアップとネイルが主で, 頻度の差はあるものの, ほぼ 3〜4 割が経験しているという結果である[2).

この低年齢化は異常であり, 未就学児に対しては親の考えが大きく問題とされている.

日本はファッション雑誌が多く, テレビなどのマスコミでも女の子のかわいさが評価され, 実際の社会のなかでも女の子は小さいときから外見に対する評価を受けやすい. それを子どもたちが意識する前に親が意識し, 他の周りの子どもたちと競い合い, かわいく見せるようにと子どもたちにとっては必要ではない間違ったおしゃれをさせている. そして, このような状況であると生活のなかで外見が重要なポイントとなり, 幼いときから顔やスタイルで悩むことが多く, それを解決しようとしておしゃれに励むこととなる. そうなるとトラブルが生じた際には, 医学的に相談されたときは治療とともに間違った方法を正したり, 必要でないことを強調したりしなくてはならない.

また, もう 1 つの傾向はおしゃれの過度さである. 最近盛んに「盛る」という言葉が使われている[3). メイク, 特にアイメイクは過度になり, 恐る恐るしていた「アイラッシュカーラー」,「つけ睫毛」から「睫毛パーマ」,「睫毛エクステンション」などとなっている. 実際はあまりにも過度であり,「美しさとはかけ離れても盛る」にこだわり, 目の大きさが顔と比例せず, おかしな風貌になっている若者を見かける. おしゃれが過剰になり, もはやおしゃれ本来の美しさを求めているの

か疑問である. 皆同じメイクをして同じような顔で,「日本人は皆同じような髪の色, 目の色で個性がない」などと以前いわれていたが, 逆に皆同じような化粧をして個性がみえなくなっている. この「盛る」のきっかけはプリクラの流行であったようで, 実際に 2000 年前後にはプリクラを撮るために目を大きく見せるような化粧をしていた時期があった. しかし, プリクラでもインターネットでも, いくらでも加工が簡単にできるようになり, 自分の顔を今度はそれに合わせるように盛んに「盛っていく」状況も起きている. ただ, そういう激しく, 異常とも思われるおしゃれな行動も徐々に一般の子どもたちが影響を受け, 全面的に真似をするのではないが徐々に容認されていき, おしゃれの過度さにも影響を与えている.

戦後すぐに, つけ睫毛が流行した時期があったが, それは大人でもかなり一部の人が使うもので, 外国から輸入して自分で切り貼りして使っていた. また 1970 年ごろ, ツイッギーというモデルが来日してミニスカートブームとなり, 一気に外国人風のメイクが流行り大勢の一般の若者に使われていたが, すぐにブームは終わってやはり一般化しなかった. しかし, 1995 年になると日本人に合うつけ睫毛が工夫され, ナイロン製となり爆発的に売れ, 当時は「若い女性の派手なお化粧」であったが, 現在では一般的なメイクとなってきた. このように, 最近一部のティーンエイジャーのおしゃれがますます過度になっており, 普通の子どもたちの「おしゃれ障害」が,「自分とは関係ない. あれだけするとね」,「私のこの目の上の赤いのなんて, 大したことはない」などと思われるようになり困惑している.

大人のおしゃれと違い, 子どもにはいわゆる「おしゃれによるトラブル」が多くみられる. その原因の 1 つは, 子どもの皮膚が構造的にも免疫学的にも未熟であり, 接触皮膚炎などを生じやすいためと考える. 皮膚は子どもから大人になるにつれ徐々に成長していく. 子どもの皮膚は全体に薄く, そのうえ, 水分を保持する機構が未熟であり,

皮膚の脂分が少ないために表面は乾燥ぎみである．そのような未熟な皮膚に化学物質である化粧品や金属を接触させると，皮膚の内部，体の内部に入りやすくなり，接触皮膚炎の第一歩である感作が大人より起こりやすいと考えられている．今は，はっきりしたかぶれが生じなくても，将来かぶれる物質が多くなってしまう可能性もある．皮膚が未熟で，完成されていない子どもの間は化学物質をなるべく長く皮膚に作用させておかないようにしたい．また，思春期になるなかで急に皮脂が多くなり肌質が変化し，その対処ができない場合もある．

　また，実際の症例を検討してわかったのだが，社会的にも未熟であり，科学的な知識もないために種々のおしゃれ用品の使い方を間違えてしまい，障害が生じていることもある．そのうえ，精神的にも未熟であるために周りの人物に左右されてしまい不本意に行動してしまう，未熟なこころの問題もある．

　なぜ，このようにおしゃれが低年齢化したのであろうか．それは，化粧品やおしゃれ製品の販売者がマスコミを使い，宣伝とは思わせないような巧妙な方法で子どもたちに販路を広げようとしていることや，親が自分の意見を持たずに，また十分な知識もないために反対しないことなどが挙げられる．なかには，子どもをペットのように考え，不必要に着飾らせたり，化粧を逆に勧めたりする親もいる（図1）．このような状況では，皮膚科医も学校に出向いていき，現実の子どもの世界，学校で何が起こっているかなどの，実際の生活を把握し指導すべきと考える．

　皮膚科医も各々の患者として子どもたちをみるが，社会の風潮のなかで子どもたちをみることがなかなかできない，また学校とのつながりが少ないために現実の子どもたちのおしゃれの実態がつかめないこともある．

　今回，多くの症例が見受けられる，染毛剤，化粧品，ピアス，マニキュアや除光液による爪の障害などについて述べる．

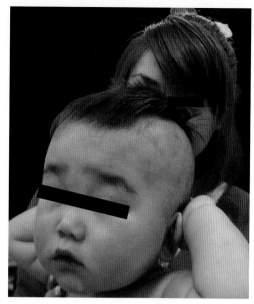

図 1．子どもも同じように染毛してしまう

永久染毛剤（ヘアダイ）などでの染毛や脱色

　多くの世界では，個人の身体の望ましい色や形態は，所属している集団にある程度決められていた．特に日本では，多くの学校で染毛の禁止が校則で決められ，逆に黒く染め直したために接触皮膚炎を生じたり，社会人になるときの面接で染め直したりして，自分ではなぜ染毛がいけないかが分からず反発することもある．

　さて，染毛の方法は数種あるが，白髪ではない髪の毛が黒い子どもたちが使うのは永久染毛剤の酸化染料か過酸化水素水による脱色である．永久染毛剤のトラブルの多くは，酸化染料の主な成分であるパラフェニレンジアミンによるアレルギー性皮膚炎（かぶれ）が多く，頭皮が赤く痒くなり気づかれることが多い（図2）．アルカリ剤や溶剤アルコールも使うのに，染毛剤は化学物質であるとの認識がなく安易に使い，きちんと顔をカバーしないので広範囲になったりしての来院が多い．金髪にする脱色剤は主に過酸化水素を使い，毛のメラニン成分を分解させるもので，これでよく生じるのは毛髪や頭皮が傷むことであり，頭皮はケガと同じようになる（図3, 4）．脱色剤のトラブルの多くは，使用者が液の配合の仕方や濃度を間違えてしまうためである．使い方がよくわからないな

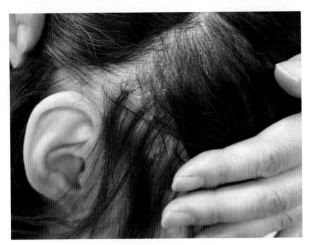

図 2. 16歳でもう既に何回も染毛して
とうとうかぶれた症例

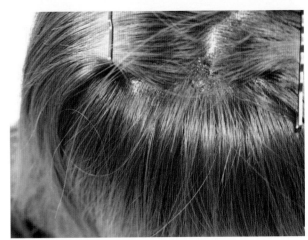

図 3. 脱色による皮膚障害

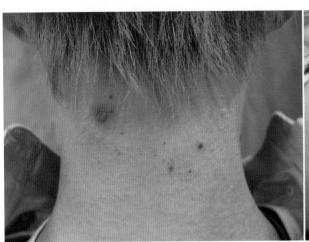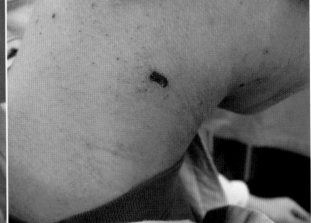

図 4. 脱色による皮膚障害

ら止めればよいが，説明書をよく読まないこと，読む習慣がない傾向が最近のティーンエイジャーにあるためと考えられる．なかにはやけどの状態になり植皮をした症例もある．

化粧品を含むアイメイクについて

1．アイメイク

最近の高校生などのメイクの主流はアイメイクである．特に目立つのが，アイシャドウやつけ睫毛を付ける接着剤によると思われる症例である．睫毛をカールさせるための金属のアイラッシュカーラーは金属アレルギーを生じ，それと二重瞼にするための接着剤によるかぶれは低学年から多い．

二重瞼形成器は，小さな熊手のようなスティック様の道具で二重になる場所を決め，特別な接着剤でその形を保つものである．そのために強い接着力を保つことが必要で，接着剤のなかにはゴムラテックス，アクリル樹脂などが含まれている．このラテックスは接触皮膚炎の原因になりやすく，何回も使ううちに痒みだけでなく炎症を繰り返し（図5），皮膚の色が黒ずんだり，ごわごわしたりしてくるので多くの子どもたちが外来に来る．子どもの皮膚の一番薄い部位に不必要に圧力をかけることで障害が出るのは当然である．この製品が特に低年齢の子どもに使用され，障害が生じても使い続けてしまう．「二重瞼がかわいい，二重瞼のほうがよい」という思い込みが早くから子

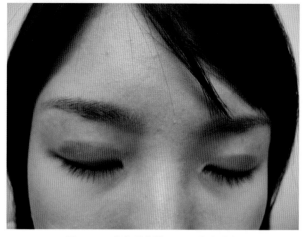

図 5. 二重瞼形成器による皮膚障害
二重瞼にみせる.

どもたちに植え込まれているようである. このお
しゃれの問題点は, 本人はトラブルが生じている
ことが分かっているのに止められないことであ
り, それは, この道具で二重瞼にしていることを
友人や親にも隠しているので「いまさら一重であ
ることがわかったら嫌だ」と思い込むためである.
このように, 外見を低年齢から意識し始めること
は問題であるし, このような製品が, 子どもたち
がより一層外見を気にするようになるきっかけと
なっている.

そうして年齢が上がるごとに, また一般的に成
人もますますアイメイクが盛んになり化学物質を
使ったりと危険性が増してきている. 法律的には
美容師しか許可されていない睫毛エクステンショ
ンに関して, 業界では, 使用薬剤の検討や技術の
安全性を重要視しているが, そういうなかでもト
ラブルが生じている. 「高度の技術が必要なもの
は対価を伴う」ということで子どもたちはあきら
めると思うのであるが, そういう状況であるの
に, インターネットで薬品を買い, 危険性をわか
らず自分で施術している例もみられる.

2. 化 粧

最近はメイクアップをする年齢がどんどん低年
齢化している. 特にアイメイクは著しく, 筆者の
医院でアンケートを10歳代, 20歳代の患者にとっ
たところ, 中学生, なかには小学生でもアイラッ
シュカーラー, マスカラ, アイシャドー, アイラ
インを使っていることがわかった. ファンデー
ションを使う本格的な化粧は中学生でもみられ,
高校生ではメイクをしないと学校に行けないとい
う子もいる.

現在, 子ども用化粧品が多く販売されている.
ある調査によると, 3〜9歳の子どもを持つ母親の
うち8割以上が「子どもが化粧をしたことがある」
と答え, 6割が子ども用化粧品の所有を認めてい
る. マニキュア, アイシャドウセット, 中学入学
時用のスターターセットなどがよく売れている.
子ども用の化粧は, 当初はおもちゃの会社がつく
り, ほんの遊び心で使われていたが, 最近では日

常的に使うようになり, 親の手を離れても使用さ
れ, 化粧品会社の製品を使うようになっている.

しかし, 子どもの化粧品は特に子ども用として
の規制はなく, 大人と同じものが販売されてい
る. 化粧品自体には規制があり, 全成分の表示が
義務化され, 一度かぶれたらその成分の入った物
は使わないように気をつけることができる. ま
た, 化粧品の使用方法は説明書がついており, 正
しい使い方をすることが前提で規制はできている
が, 子どもたちが理解できるようには書いていな
いと思われる. そして, 子どもたちは安価で不純
物が多いものをコンビニや100円ショップなどの
程々なところで買っている情況である. 大人のア
ドバイスが必要であるし, もう一度, 化粧が必要
か考えさせることも大切ではないだろうか. 皮膚
の未熟さを考えると, 感作率が高くなる子どもの
使用は望ましいことではない.

ピアスなどのアクセサリー

最近はピアスをつける人が多くなり, またつけ
る年齢も低年齢化している. 低年齢ではトラブル
が多く, ケロイドや肉芽腫になり外科的処置が必
要になる(図6). そのような症例は, 適切な開け
方をせず, ピアッサーを使い自分や友人が開けた
り, ひどい子は安全ピンや画鋲で開けており, 開
け方が悪かったその後のケアが悪いとなかなか穴
が塞がらず変形したり, じくじくしたりして金属

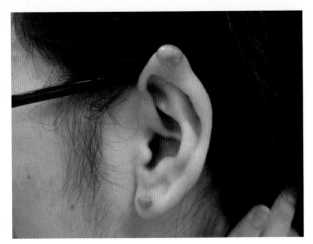

図 6. ピアスケロイド
軟骨部はできやすい.

アレルギーになりやすいと推測している.

このように, ケアが悪いのがトラブルの原因であるが, 諸外国と違い, ピアスは我が国では最近使用され始めたばかりなので親や周りの人も知識がなく, アドバイスができずにトラブルとなる例が多いため, 専門家の知識が必要である.

マニキュアなどの爪の手入れ

爪に対するおしゃれは日本では歴史が浅いが, 最近はネイルアーティストという職業もでき, 急に一般に多く行われてきている. その影響で, マニキュアなどが子どもでもよく使用されている. アセトンがマニキュアや除光液に使われているので水分がなくなり, 二枚爪になったり, 甘皮をむきすぎたりして傷つけると凸凹の爪が生えたりしている症例がある. 子どもたちの爪は皮膚同様に薄く水分の保持能力が弱いので, 大人より傷みやすく治りにくい. 本来の美しいピンク色の爪を何故わざわざ隠し, 飾りつけねばならないのか疑問が残る.

その他

リップクリーム, 脱毛, 刺青, ヘアアイロンなどによる皮膚トラブルも増えている.

1. リップクリーム

都市部では, 川の暗渠化, 冷暖房のしすぎなどで空気があまりにも乾燥し, 唇も何か保護するも

のを塗らなくてはいけない状態である. 乾いたところをなめると, 唾液でかぶれたり, 唾液が蒸発するとき一緒に水分も蒸発したりして余計乾燥する. リップクリームはそれを保護するようにつくられており, 子どもたちにも必要になってきているが, 現在, 多く好んで使われているものは, 爽快感を求め香料が多く入っているものや, においのよいもの, 口紅のように色素が入っており「色つきリップ」とよばれるものなどである. 接触皮膚炎を生じた後や, 強い力でなめたり, 棒状のリップクリームを強く唇に押し当てるために色素沈着を生じている症例もある. そっと塗れる練り状のものや香料の少ないものが推薦される.

2. 脱毛・剃毛

毛は髪の毛に代表されるように人の体を優しく包み, 空気の層を作り体を守っている. しかし, 現在多くの人が身だしなみとして, いわゆるむだ毛の処置をしている. 最近では, 小学生から体毛を気にして処置している子どもが多い. 腋毛は汗がつきやすく, においが気になるなら剃毛を親に手伝ってもらうのはよいが, はたして脚や, 腕の処置が必要であるか疑問である. 安易に抜いて脱毛をして化膿させたり, 次に生える毛が皮膚の中に入りこんでしまったり, 毛穴が硬くなり, 目立っていくこともある. また, 脱毛用の機械を間違えて使用して外傷を負ったりした小学生もおり, ワックスや脱毛クリームの使用方法の間違いで皮膚炎を生じた症例もみられる. 今一度, 使いこなせないことまでして年少者に脱毛が必要かを考えるべきだと考える.

3. 刺青とタトゥー

いれずみは漢字で刺青, 文身とも書き, また彫り物, タトゥーともいわれている. 日本では古代人が装飾として彫り, その後は中国から刑罰としてのいれずみが入り一時は廃れたが, 江戸時代には独特の文化, 日本伝統である粋を表すために刺青をする人が多くなったといわれている. 彫り方は手彫りと機械彫りがあり, どちらも皮下組織に色素を入れていくのは同じである. 入れていくも

のは色により様々だが金属類で，それによる障害
も様々である．

　最近，若者の間で流行っているのがファッショ
ン性の高い，一般に「タトゥー」とよばれているも
のである．刺青とはデザイン性や範囲などで言い
分けるようだが，その違いは曖昧で，己の体に墨
を入れていく行為は同じである．「新しい自分に
なるために」と悩み抜いて入れる人も，「自分は保
守的ではないこと」や「自分は個性的なのだ」とい
うことを示したいと思い入れる人も，おしゃれの
ために軽い気持ちで入れる人もいる．しかし，一
度入れるとなかなか取れづらいのは同じで，お
しゃれ障害のなかでも最も心配されるものであ
る．入れる時点で「一生取れなくてもよい」と思っ
ていても，途中で思い直した人，知識がなくて「一
生取れないと思わなかった」という人も両方とも
大変である．刺青をする判断は知識，知力が十分
となった大人が自分の責任でするものである．刺
青が体に及ぼす影響としては，施行時の不潔操作
による感染や針の刺激による急性の炎症などのほ
かに，出血などでうつるウイルス肝炎の可能性が
ある．また，アレルギー性皮膚炎と水銀によるア
レルギー性肉芽腫がある．一旦入れた刺青は薬を
塗るなどの簡単な方法では取れない．現在はレー
ザー光線の治療で少しはよくなるようになった
が，効果はどの色素が沈着しているかにより違う．

今後の課題

　最近おしゃれはより過剰になり，より危険なも
のが増えて心配している．アイラッシュカーラー
からつけ睫毛に，さらに目に入っては大変なグル
コール酸を使った睫毛パーマ，エクステンション
へと異常な目の大きさにも気づかずに過剰になっ
ている（図7，8）．現在は色々な学校で「髪を染め
てはいけない」，「ピアスは禁止」などの規則がで
きており，子どもたちの反発が生じている．しか
し，子どもたちの皮膚を守ることに寄与している
と思われる．今回取り上げた瞼の障害などは，規
則で縛るべきでないものもある．規則で縛るので

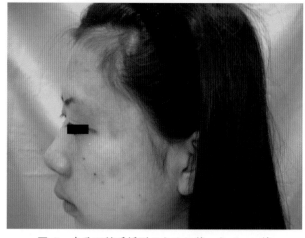

図 7．自分で縮毛矯正のために使ったパーマ液
（グリコール酸）による皮膚病変

はなく，「自分には合わない」などと自分の考えで
皮膚のトラブルを防いでほしい．

　おしゃれによる障害は，現在一般的にも増加し
ている．そのなかで子どもたちの障害が問題なの
は先に述べたように，① 皮膚自体が完成されてい
ない，② 使う物質や技術に対して科学的知識が低
く安易に使用する，説明書を読まない，③ 心の問
題……したくないおしゃれでも周りがしているか
ら同調して行う，社会全体が外見を気にしすぎる
ようになった，④ 社会の問題として，消費原理主
義……どう考えても皮膚にあまりよくないと考え
られても，化粧品などの売上向上のために低年齢
層や一般の人が買うように，マスコミなどを使い
煽っている．今まで髪を染めたことがなかった子
どもの症例だけでなく，男性，高齢者の症例が多
くなってきている．皮膚を美しく健やかにして美
化するという，化粧品自体の本来の目的を逸脱し
ていると考えている．

　テレビのタレントに憧れて化粧やダイエットを
気にする子どもたちに，親も医師も学校関係者も
適切にアドバイスができるようにしたい．そのた
めには，皮膚科医も一症例ごとに対応するだけで
なく社会の流れのなかでの皮膚の健康を考え，学
校現場にも関与し連絡し合い，皮膚の大切さにつ
いての啓発行動をしなくてはならないと考える．

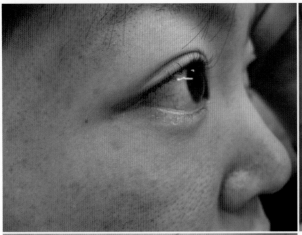
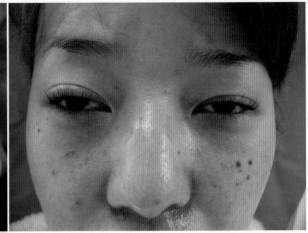
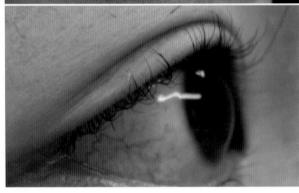

図 8.
グルコール酸を含んだ睫毛パーマを
自分で行ったことによる皮膚病変

文　献

1) 岡村理栄子(編著)：おしゃれ障害―健康を害する誤った"おしゃれ"に警告―，少年写真新聞社，2003.
2) 鈴木公啓：子どものおしゃれの低年齢化―未就学児から高校生におけるおしゃれの実態―. 慶應義塾大学日吉紀要　言語・文化・コミュニケーション，**50**：53-69，2018
3) 久保友香(著)：「盛り」の誕生―女の子とテクノロジーが生んだ日本の美意識―，太田出版，2019.

MB Derma, 299：61-65, 2020.

◆特集／化粧・香粧品による皮膚トラブルと患者指導

食品を含む化粧・香粧品によるトラブルと患者指導

峠岡理沙*

Key words：化粧品(cosmetics), 食物アレルギー(food allergy), 経皮感作(percutaneous sensitization), 皮膚バリア(skin barrier), アトピー性皮膚炎(atopic dermatitis)

Abstract　食物アレルギーは経口摂取による消化管での感作が主体であると考えられてきたが, 近年, 皮膚を介してアレルゲンが侵入する経皮感作が注目されている. 化粧品に含まれる食物由来成分あるいは食品と共通する成分により経皮感作が生じ, その食物を摂食し, アレルギー症状が出現した症例が報告されている. 食物アレルギーの症例を診察する際には, 化粧品の食物成分の経皮感作によって発症している可能性を念頭に置いておく必要がある.

はじめに

化粧・香粧品は, スキンケア製品, メークアップ製品, 石鹸・シャンプーなどのトイレタリー製品, フレグランス製品まで広く含んでいる. 近年, 皮膚を介してアレルゲンが侵入する経皮感作が注目されている. 化粧品に含まれる食物由来成分あるいは食品と共通する成分により経皮感作が生じ, その食物を摂食し, アレルギー症状が出現した症例が報告されている. 本稿では, 化粧品成分の経皮感作により発症した食物アレルギーの事例を紹介し, 原因検索および患者指導の実際について概説する.

化粧品の成分

化粧品は, 使用目的別に代表的な成分を挙げると, 水, 水性保湿剤, 油性成分, 効能効果成分, 界面活性剤, 品質保持剤, 着色剤などがある[1]. そして, これらの化粧品の成分のうち, 油脂類,

* Risa TAMAGAWA-MINEOKA, 〒602-8566
京都市上京区河原町通広小路上る梶井町465
京都府立医科大学大学院医学研究科皮膚科学,
講師

表 1. 代表的な化粧品中の食物由来成分および食品との共通成分

成　分	食物由来および共通成分の例
保湿成分	加水分解コムギ蛋白 加水分解卵白 コラーゲン類(豚, 魚由来) ハチミツ
油性成分	アーモンド油 アボカド油 オリーブ果実油 コメヌカ油 ダイズ油 ヒマワリ種子油 マカデミアナッツ油
効能効果成分	豆乳末(保湿, 皮膚機能活性作用) ローヤルゼリー(保湿, 細胞活性作用)
着色剤	カルミン

多糖類, タンパク質類の多くは植物から得られ, 食物と共通している成分がある(表1)[1]. そして, 化粧品に含有している食物由来成分あるいは食品と共通する成分で経皮感作が成立し, 食物アレルギーを発症した症例が報告されている. その代表的な成分として, 加水分解コムギとコチニールなどが挙げられる.

表 2. コチニール色素とカルミンの表示および用途（文献 6 を参考にして作成）

	コチニール色素	カルミン
表 示	コチニール色素，カルミン酸色素，着色料（コチニール）など	コチニール，カルミン，カルミン被覆雲母チタン，カルミン・コンジョウ被覆雲母チタン
用 途	飲料，菓子，デザート，あん，乳飲料，水・畜産加工品など	医薬品，医薬部外品，化粧品（口紅，アイシャドー，チークなど），石鹸など

加水分解コムギ

　コムギ蛋白質は水への溶解性により，可溶性のアルブミン，グロブリンと不溶性のグルテンに分けられる．加水分解コムギは，不溶性のグルテンを酸や酵素などによりアミノ酸やペプチドに分解することによって得られ，水に溶解しやすくなり，高い保湿性を持つことからスキンケアやヘアケア化粧品の添加物として用いられている．

　加水分解コムギの経皮・経粘膜感作が大規模に起こった事例として，加水分解コムギであるグルパール 19S® を含有した茶のしずく石鹸® を使用し，全国で 2,000 人以上の使用者が小麦アレルギーを発症した事例がある．グルパール 19S® は，分子量の大きい小麦分解物を多く含んでおり，この分子量の違いが高い抗原性を示した可能性が考えられている[2]．臨床症状の特徴として，皮膚症状は顔面，特に眼瞼の腫脹が強く，多くの症例が小麦製品摂食後に運動などの二次的要因が加わり発症する，小麦依存性運動誘発アナフィラキシーの病型を示した[2]．また，アトピー性皮膚炎に罹患している症例は 12% と多くはなく[2]，グルパール 19S® の抗原性の強さ，眼や鼻などの粘膜部位への接触，石鹸中の界面活性剤による皮膚バリア機能低下などの因子によって感作が成立しやすかった可能性が推察される．

　茶のしずく石鹸® の使用者に生じた小麦アレルギーは，石鹸の使用中止によって小麦とグルテンに対する特異的 IgE 値が低下する傾向があり，石鹸の使用中止 5 年後の略治率は約 40% と推定されたと報告されている[3]．しかし一部の患者では，石鹸の使用中止後に小麦とグルテンに対する特異的 IgE 値が低下しているが，小麦に対するプリックテストにおいて陽性反応が持続し，小麦摂食後の症状が持続している．

　茶のしずく石鹸® アレルギーの事例以外にも，加水分解コムギ含有化粧品の使用により経皮感作が生じたと考えられる症例が報告されている．Lauriere らは，加水分解コムギ含有化粧品の使用後に接触蕁麻疹が生じた 9 症例において，すべての症例で加水分解コムギおよびそれを含む化粧品のプリックテストが陽性であり，そのうち 6 症例は加水分解コムギを含有している食品摂取後に蕁麻疹やアナフィラキシーが出現したと報告している[4]．本邦でも茶のしずく石鹸® 以外の加水分解コムギ含有石鹸を使用していた患者にみられた小麦アレルギーが報告されている[5]．加水分解コムギによる小麦アレルギーは茶のしずく石鹸® 以外でも生じうるため注意が必要である．

コチニール

　コチニール色素は，主に中南米の砂漠地帯に産するサボテンに寄生するエンジムシ由来の赤色の着色料である．その赤色成分はカルミン酸であり，カルミン酸にアルミニウムやカルシウムを加えて不溶化した化合物をカルミンと呼ぶ．本邦では，コチニール色素は食品添加物として使用することが認められており，また医薬品添加物，医薬部外品，化粧品などにも使用されている．カルミンは食品添加物としての使用は許可されておらず，医薬部外品や化粧品などに使用されている（表 2）[6]．

　Takeo らは本邦におけるコチニール色素アレルギーの報告例 22 例を集計しており，興味深いことに全例が成人女性であった[7]．原因食品はイチゴジュース，魚肉ソーセージ，マカロンなどが多く，アナフィラキシーショックをきたした症例は 19例で，重篤な症例が多い．そして化粧品使用後に皮膚症状が生じた既往がある症例は 13 例であり，アイシャドーや口紅などが原因であった．このよ

表 3. 化粧品の食物成分による経皮感作型アレルギーの報告例
（茶のしずく石鹼®アレルギーの事例を省く）

報告者	年齢/性別	原因食物	化粧品の種類	化粧品の使用部位
Yagami, et al	30/女性	大豆	化粧水	手
Fujimoto, et al	30/女性	魚コラーゲン	保湿剤	顔
Tamagawa-Mineoka, et al	40/女性	オート麦	石鹼	全身
Tamagawa-Mineoka, et al	42/女性	トウモロコシ	石鹼	顔

うに女性に発症し，化粧品による皮膚症状の既往を認めることから，コチニール色素を含有する化粧品による経皮感作の可能性が考えられる．コチニール色素は製造段階でエンジムシ由来の不純物が残り，その不純物中の蛋白質がアレルゲンである可能性が報告されている[8]．コチニール色素を含有する医薬品，医薬部外品および化粧品については注意表示するように義務付けられ，また本邦では食品添加物として使用されるコチニール色素の蛋白質含量は2.2%以下とする規制が課せられており，経口摂取の機会は減っている[6]．しかし，化粧品や医薬部外品は蛋白質含量の規制がないため，経皮感作が成立する機会はあり，今後も注意が必要である．

化粧品の食物成分による経皮感作

加水分解コムギやコチニール以外にも，化粧品に含有する食物成分に感作し，それを含む食品を摂食後にアレルギー症状が出現した症例が報告されている（表3）[9]～[11]．これらの症例では化粧水・美容液成分の大豆や魚由来コラーゲン，石鹼中のオート麦やトウモロコシの経皮感作を介して食物アレルギーが発症している．そして興味深いことに，4症例はすべてアトピー性皮膚炎に罹患しており，湿疹がある部位に原因の化粧品を使用していた．筆者が経験した，オート麦含有石鹼使用によりオート麦の経皮感作が成立し，交差反応を起こして小麦製品の摂食後にアナフィラキシーが出現した症例を紹介する[11]．

＜症　例＞

患　者：40歳，女性

既往歴：幼児期よりアトピー性皮膚炎

現病歴：当科初診の約1年前より，パン，クッキーなどの小麦製品を摂食し，その後約10～60分歩行すると，蕁麻疹や呼吸苦，嘔気が出現するエピソードを繰り返した．

血液検査所見：血清IgE：3,894 IU/mL．血清抗原特異的IgE（ImmunoCAP®）は，小麦：93.20 U_A/mL（クラス5），グルテン：80.20 U_A/mL（クラス5），グリアジン：10.40 U_A/mL（クラス3），オート麦：954.00 U_A/mL（クラス6），ライ麦：15.30 U_A/mL（クラス3），大麦：0.11 U_A/mL（クラス0）であった．

プリックテスト結果：アレルゲンスクラッチエキス「トリイ」小麦粉にて陽性反応がみられた．また，患者が使用していたオート麦含有石鹼（0.1%）およびその成分のオート麦（0.01%）でも陽性反応を認めた（図1）．

免疫ブロット結果：オート麦蛋白質と反応するバンドがみられ，またオート麦と小麦が交差反応を起こしていることが分かった．

診断および経過：石鹼の使用について詳細な問診を行ったところ，全身の洗浄にその石鹼を使用していたが，使用開始2年後から，湿疹があった手から前腕にかけて，石鹼使用後に蕁麻疹が出現するようになった．さらに石鹼の使用開始4年後から，小麦などの食品を摂食後に蕁麻疹，呼吸苦などが出現した．これらの所見より，石鹼中のオート麦の経皮感作が成立し，交差反応を起こして小麦製品の摂食後にアナフィラキシーが出現するようになったと考えられた．また，石鹼は全身に使用していたにもかかわらず，湿疹があった手から前腕にかけて蕁麻疹が出現するようになったことから，湿疹部位で感作が成立しやすいことが推察される．この症例は石鹼の使用を中止したところ，オート麦や小麦に対する特異的IgE値は

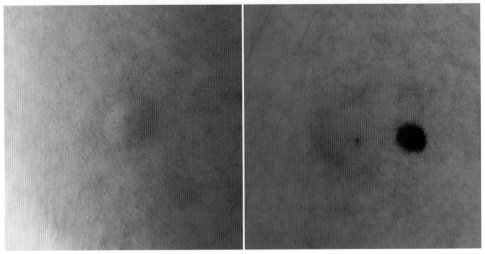

図 1. プリックテストでの皮膚反応
患者が使用していたオート麦含有石鹸(0.1%)(a)およびその成分の
オート麦(0.01%)(b)を用いたプリックテストで陽性反応を認めた.

a | b

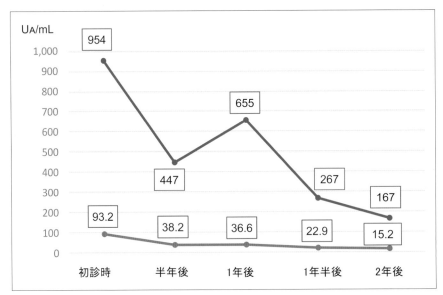

図 2. 石鹸使用中止後の血清特異的 IgE 値(U_A/mL)の経過
オート麦(青線)と小麦(オレンジ線)に対する特異的 IgE 値は徐々に低下している.

徐々に低下しているが(図2),現時点では小麦製品摂食後の症状は改善していない.

化粧品の経皮感作型食物アレルギーの
原因検索と指導

化粧品の経皮感作型アレルギーには,茶のしずく石鹸® 使用者に発症した小麦アレルギーの事例のように化粧品に含まれる食物成分が比較的感作しやすい性質を持つ場合と,食物成分自体は特に感作が成立しやすいという性質を持ってはいないが,アトピー性皮膚炎などに罹患し,化粧品を塗布した皮膚のバリア機能が低下して湿疹病変を伴っているために,感作が成立しやすい場合があると考えられる.

化粧品の経皮感作が関与した事例では,多くの症例で原因の化粧品使用時にその接触部位の痒みや蕁麻疹を経験している.したがって食物アレルギーの症例に遭遇したときには,化粧品の接触部位に皮膚症状があったかどうかを確認することが重要である.ただし,茶のしずく石鹸® アレル

ギーの事例での約半数は石鹸使用部位に症状がな
かったことから，化粧品の使用部位に症状がな
かったとしても，化粧品成分の経皮感作を除外し
てはならない．そして，化粧品は全成分が表示さ
れているため，使用した化粧品の成分を確認し，
摂食により症状が誘発される食物成分を含有して
いれば，その化粧品および成分のオープンテスト
やプリックテストを行い，感作されているかを確
認する．もしその化粧品やその食物成分で陽性反
応がみられれば，化粧品成分の経皮感作によって
発症した食物アレルギーの可能性を考え，患者に
は原因の成分を含む化粧品の使用を避けるように
指導する．茶のしずく石鹸®アレルギーの事例の
ように，原因の化粧品の使用を中止することによ
り，特異的IgE抗体価が徐々に低下し，摂食後の
症状が軽減していく可能性も考えられる．した
がって，その後も特異的IgE抗体価や皮膚テスト
などでアレルギーの程度を評価していくことも大
切であると考えられる．

おわりに

経皮感作型食物アレルギーは，職業で繰り返し
魚などの食物と接触している症例が多いが[12]，一
部に化粧品の食物成分の経皮感作による症例があ
る．茶のしずく石鹸®アレルギーの事例のように，
原因の化粧品の使用を中止することにより，アレ
ルギー症状が軽減していく可能性が考えられる．
したがって，詳細な問診を行い，化粧品使用時の
症状およびその成分を確認し，化粧品による経皮
感作を見逃さず，原因の成分を含む化粧品の使用
を避けるように指導することが重要である．

文　献

1) 宇山侊男, 岡部美代治, 久光一誠：化粧品成分ガ
   イド第6版, フレグランスジャーナル社, 2015.
2) Yagami A, Aihara M, Ikezawa Z, et al：Outbreak
   of immediate-type hydrolyzed wheat protein al-
   lergy due to a facial soap in Japan. *J Allergy
   Clin Immunol*, **140**：879-881, 2017.
3) 厚生労働科学研究費補助金「生命予後に関わる重
   篤な食物アレルギーの実態調査・新規治療法の開
   発および治療指針の策定」(研究代表者：森田栄
   伸)：特殊型食物アレルギーの診療の手引き
   2015, 2015.
4) Lauriere M, Pecquet C, Bouchez-Mahiout I, et
   al：Hydrolysed wheat proteins present in cos-
   metics can induce immediate hypersensitivities.
   Contact Dermatitis, **54**：283-289, 2006.
5) 山本祐理子, 服部淳子, 峠岡理沙ほか：茶のしず
   く石鹸®以外の加水分解小麦含有石鹸を使用して
   いた患者にみられた小麦アレルギーの1例. アレ
   ルギー, **66**：940-943, 2012.
6) 穐山　浩, 杉本直樹：コチニール色素・カルミン
   摂取による食物アレルギー. ファルマシア, **50**：
   522-527, 2014.
7) Takeo N, Nakamura M, Nakayama S, et al：Co-
   chineal dye-induced immediate allergy：Review
   of Japanese cases and proposed new diagnostic
   chart. *Allergol Int*, **67**：455-459, 2018.
8) Ohgiya Y, Arakawa F, Akiyama H, et al：Molec-
   ular cloning, expression, and characterization of
   a major 38-kd cochineal allergen. *J Allergy Clin
   Immunol*, **123**：1157-1162, 2009.
9) Yagami A, Suzuki K, Nakamura M, et al：Case
   of anaphylactic reaction to soy following percu-
   taneous sensitization by soy-based ingredients
   in cosmetic products. *J Dermatol*, **42**：917-918,
   2015.
10) Fujimoto W, Fukuda M, Yokooji T, et al：Ana-
    phylaxis provoked by ingestion of hydrolyzed
    fish collagen probably induced by epicutaneous
    sensitization. *Allergol Int*, **65**：474-476, 2016.
11) Tamagawa-Mineoka R, Masuda K, Yagami A, et
    al：Food-induced anaphylaxis in two patients
    who were using soap containing foodstuffs. *Al-
    lergol Int*, **67**：427-429, 2018.
12) Inomata N, Nagashima M, Hakuta A, et al：Food
    allergy preceded by contact urticaria due to the
    same food：involvement of epicutaneous sensiti-
    zation in food allergy. *Allergol Int*, **64**：73-78,
    2015.

大好評！

公益社団法人日本美容医療協会の
推薦図書に選ばれました！

美容医療の安全管理と
トラブルシューティング

PEPARS No.147

2019年3月増大号

編集／福岡大学教授　大慈弥裕之

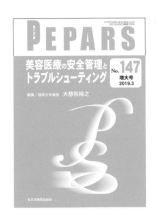

非手術的美容医療に伴う合併症やその予防を網羅！
これから美容医療を始める人だけでなく、
　　　すでに行っている人もまずは一読を！！

オールカラー　B5判　192頁　定価(本体価格5,200円＋税)

 （株）全日本病院出版会

全日本病院出版会　検索

〒113-0033　東京都文京区本郷3丁目16番4号
TEL：03-5689-5989　　FAX：03-5689-8030

 公式twitter　@zenniti_info

MB Derma, 299：67-73, 2020.

◆特集／化粧・香粧品による皮膚トラブルと患者指導

白斑，しみ患者に対する標準的な化粧指導と
パーフェクトに隠したいカモフラージュメイク

船坂陽子*

Key words：老人性色素斑(solar lentigo)，肝斑(melasma)，尋常性白斑(vitiligo)，レーザー治療(laser treatment)，カモフラージュメイク(camouflage makeup)，美白剤(whitening agent)

Abstract 老人性色素斑や肝斑，尋常性白斑の周囲色素増強部に対する美白剤の用い方，および老人性色素斑に対するレーザー後のコンシーラーなどを用いたカモフラージュメイク，そして尋常性白斑の白斑部に対するカモフラージュメイクについて概説した．美白剤については医薬部外品とそれ以外のものに分けてそれぞれの作用機序について説明し，最も効果の高い美白剤である高濃度ハイドロキノンの使用上の注意について説明した．

はじめに

尋常性白斑の周囲の色素斑増強やしみ(老人性色素斑や肝斑)に対して美白剤を用いたり，白斑や色素斑にカモフラージュメイクをすることにより，患者の QOL を高めることができる．老人性色素斑では Q スイッチルビーレーザーや Q スイッチアレキサンドライトレーザーを用いて色素斑の病変を破壊するために痂皮形成が必発で，上皮化が完了するまでのメイクについても指導を求められることが多い．また，肝斑では色素斑を根治させることが難しく，いわゆる敏感肌であることが多いため，その病態を理解して化粧指導にあたる必要がある．

美白剤

1．美白剤とは

美白剤は従来，紫外線照射でメラノサイトが活性化されて，メラニン生成が亢進して生じる色素斑をどの程度抑制できるのかとの評価法を用いて開発されてきた．しかしながら，臨床の場では紫外線による色素沈着の予防薬としてよりも，老人

* Yoko FUNASAKA，〒113-8603 東京都文京区千駄木 1-1-5 日本医科大学皮膚科，教授

性色素斑，肝斑などの既にできてしまった表皮由来の過多のメラニン沈着を軽減する目的で広く用いられている[1]．

2．医薬部外品として認可を受けた美白剤

医薬部外品として認可を受けた美白成分はビタミン C 誘導体，ビタミン C エチル，アルブチン，コウジ酸，エラグ酸，ルシノール，4MSK(4-メトキシサリチル酸カリウム塩)，プラセンタエキス，リノール酸 S，マグノリグナン，カモミラ ET，トラネキサム酸，TXC(トラネキサム酸セチル塩酸塩)，ニコチン酸アミド，エナジーシグナル AMP(アデノシン一リン酸二ナトリウム OT)，PCE-DP(デクスパンテノール W)が挙げられる．これらの作用機序ごとにまとめたものを表1に示す[2]．

なお，ハイドロキノンは最も古くから用いられ，その美白剤としての臨床および基礎研究について多くの論文報告があるものの，化粧品への配合は認められているが，有効成分としての認可を受けていないため医薬部外品には配合できない．

3．美白剤の作用機序とその歴史

メラニン生成に関わる酵素は，チロシナーゼ，チロシナーゼ関連蛋白(tyrosinase related protein TRP)-1(DHICA オキシダーゼ)，TRP-2(ドーパクロムトートメラーゼ)，pMel17(DHICA ポリメ

表 1. 医薬部外品として認可を受けた美白剤の作用機序（文献 2 より引用）

作用点	成分名
チロシナーゼ活性阻害	アルブチン，ルシノール，コウジ酸，エラグ酸 ビタミン C 誘導体，ビタミン C エチル，4MSK，プラセンタエキス
チロシナーゼ阻害（活性以外）	リノール酸 S，マグノリグナン
メラノサイト活性化阻害	カモミラ ET，トラネキサム酸，TXC
メラノソーム輸送阻害	ニコチン酸アミド
メラニン排出促進	リノール酸 S，4MSK，エナジーシグナル AMP，PCE-DP

4MSK：4-メトキシサリチル酸カリウム塩，TXC：トラネキサム酸セチル塩酸塩
AMP：アデノシン一リン酸二ナトリウム OT，PCE-DP：デクスパンテノール W

ラーゼ）の 4 種が現在までに明らかにされている．ライソゾーム由来のメラノソームにチロシナーゼやその関連蛋白が運ばれてメラニン生成が始まる．黒いメラニンであるユーメラニン生成の抑制に最も相関するパラメーターとして，律速酵素チロシナーゼに対する活性抑制が，美白剤の評価項目としての検討に古くから用いられてきた．チロシナーゼの活性阻害以外に，チロシナーゼ蛋白の分解に働く作用を持つものや，チロシナーゼ遺伝子の発現の誘導を抑制するもの，また標的がメラノサイトでなくケラチノサイトで，ケラチノサイトから放出されるメラノサイト活性化因子を抑制するもの，ケラチノサイトへのメラノソームの輸送を阻害するもの，表皮ケラチノサイトのターンオーバーを促進してメラニンを早く排出させることにより，美白効果を得るものなどがある．

美白剤は皮膚への負担が少なく，しみに対して最も侵襲の小さい治療法となる．その歴史は古く，ハイドロキノンの外用は欧米で 1950 年代より行われている．本邦においても 1970 年代よりトラネキサム酸，ビタミン C，E，そしてシステイン製剤の内服やビタミン C，アルブチンなどの美白剤の外用が用いられ，その有効性に関する検討結果について多くの報告がある．大部分の美白剤は，ハイドロキノンに代表されるようにメラノサイトのメラニン生成律速酵素であるチロシナーゼの活性抑制作用を有するが，その他にニコチン酸のようにメラノソームのケラチノサイトへの輸送を抑制するもの，レチノイド，α-ヒドロキシ酸，アデノシン一リン酸二ナトリウムのように表皮のターンオーバーを亢進させてメラニンの排出を促

すものがある．既存の各種美白剤の作用について図 1 にまとめた[2]．

4．ハイドロキノンの使い方

美白剤のうち，特に 4〜5％以上の高濃度のハイドロキノン軟膏は，チロシナーゼ活性を最も強力に抑制し，メラノサイトに対する細胞毒性も有することより，シミに対する治療効果は最も高いが，使用に際しては諸注意が必要である[3]〜[6]．紫外線曝露および長期外用により皮膚の色調がまだらになること，また炎症反応が数％でみられることなどから，使用法について熟知しておく必要がある（表 2）[3]．Arndt と Fitzpatrick は，肝斑，炎症後の色素沈着，尋常性白斑の辺縁部の色素沈着，雀卵斑の順にハイドロキノンの外用が有効であったと報告している[7]．近年，triple combination cream（4％ハイドロキノン，0.05％トレチノイン，0.01％フルオシノロンアセトニド）の肝斑における有効性について，多施設二重盲検による臨床研究結果について数多く報告されている[8]．アジア人の肝斑に対して，韓国，シンガポール，フィリピン，台湾，香港の多国間の臨床研究において，triple cream が 4％ハイドロキノン軟膏単独よりも有効性が有意に高かったが，他の色素斑に比べ肝斑患者ではトレチノインによる刺激が比較的高率にみられたとのことである．

ヨーロッパでは化粧品の原料としてのハイドロキノンの使用を禁止している国があり，また米国では 2006 年に FDA が高濃度ハイドロキノンについて注意喚起を行った．これらは動物実験（ラット）での発癌性などが指摘されたことと関係しているが，現時点ではヒトでの発癌性との因果関係

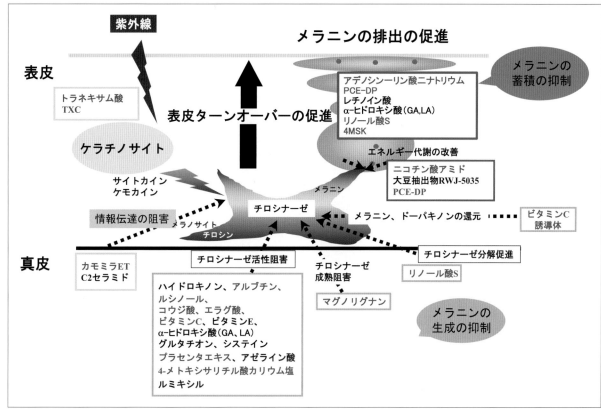

図1. 美白剤の作用メカニズム（文献2より引用）
略語は本文参照のこと．青字は医薬部外品．

表2. ハイドロキノン軟膏使用時の注意点/問題点
（文献3より引用）

1．炎症反応（数%）が生じやすい
2．酸化によるベンゾキノン体形成，その細胞毒性
　　→遮光（軟膏保存時および塗布した顔面）が必須
3．動物での発癌性
4．難治な丘疹状や斑状の色素沈着（ochronosis）の副作用
●長期大量に塗布し，遮光が不徹底の場合
●レゾルシノール/フェノールと併用した場合
●真皮に色素物質が沈着
●黒人での報告が多い

は明らかでないとされている．しかしながら，ハイドロキノンはメラノサイトに対する細胞毒性を持つので，高濃度のハイドロキノンの使用に関しては医師の監視下で炎症症状の有無，遮光が守られているかなどをチェックし，漫然と使用するのではなく3～6か月と期限を決め，また休薬期間を設けて使用すべきである．

しみ治療におけるカモフラージュメイク

1．老人性色素斑とカモフラージュメイク

40～60歳代の女性では日常生活に支障がなく，急激な変化ではなく徐々に肌質が改善するような治療を求める人が多い．このようなことから，色調が薄く小型の老人性色素斑に対しては，効果はマイルドであるもののノーダウンタイム（痂皮形成や腫れなどにより日常生活に制限を受ける時間がない）もしくはダウンタイムの短い治療が選択される．表皮全層を破壊して明らかな痂皮形成を伴うようなことがない治療法，すなわちケミカル

ピーリング（レベル1, 2），Intense Pulsed Light（IPL），レーザーフェイシャル（ロングパルスアレキサンドライトレーザーを低いフルエンスで照射することにより大きな痂皮が生じない），低フルエンスQスイッチNd:YAGレーザー照射と美白剤の併用療法が選択されることとなる．

一方，表皮組織を広範囲に破壊する高いフルエンスでのQスイッチルビーレーザーやQスイッチアレキサンドライトレーザー照射は，老人性色

1．レーザー照射翌日より化粧許可（ただし，びらんなどがないことを確認する）
2．化粧水，乳液などで肌を整えた後，レーザー照射部にステロイド含有軟膏を塗布する
3．サンスクリーン剤，そしてファンデーションを塗布する
4．レーザー照射部はコンシーラーでカバーする
5．レーザー照射部の痂皮に残ったコンシーラーを無理にこすって落とそうとしない（痂皮は 1 週間ほどで剝がれ落ちる）
6．レーザー照射後の再生皮膚のメラニンが少ない間は，特にサンスクリーン剤塗布などにより遮光に努める

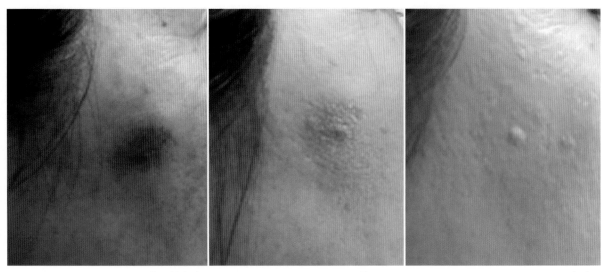

図 2. 老人性色素斑の Q スイッチルビーレーザー後のカモフラージュメイク　　　a｜b｜c
　　　a：化粧なし
　　　b：通常のファンデーションによる化粧
　　　c：コンシーラー塗布による化粧

素斑の病変を破壊するので，大抵一度の治療で明確にシミを除去できるが，約 1 週間の痂皮形成を伴う．上皮化が完了するまではステロイド含有軟膏を外用して，炎症を抑えながら患部を保護する必要がある．テープを貼付する，あるいはコンシーラー（部分ファンデーション）を塗布する方法が広く行われている．筆者の経験では，中高年の女性の顔面皮膚では，テープかぶれを生じたり，上皮化が完了する前にテープと一緒に痂皮が取れてびらんとなることがあるため，コンシーラーの使用を勧めることが多い．レーザー照射翌日より化粧を許可している．化粧水，乳液などで肌を整えた後，レーザー照射部にステロイド含有軟膏を外用し，顔全体にサンスクリーン剤を塗布し，ファンデーションを塗付する．そして照射部にはファンデーションがうまくつかない場合が多いため，コンシーラー（部分用ファンデーション）でカバーするよう指導している．クレンジングの際に

痂皮部のコンシーラーを除去しようとしてゴシゴシこすらないように特に注意している．痂皮は 1 週間ほどで剝がれ落ちるので，コンシーラーが残っていても最終的には痂皮ごと除去されるからである．レーザー照射後の再生したばかりの皮膚は，メラニン量の少ないやや白い皮膚である．再生皮膚は紫外線防御に乏しいと予想されるので，サンスクリーン剤の外用などで遮光に努める（表 3）[9]．これら化粧を併用することで，ダウンタイムが数日生じるような美容治療も受け入れられやすくなる．

　図 2 に老人性色素斑に対する Q スイッチルビーレーザー照射 1 日後の素顔（図 2-a），通常のファンデーションを用いた化粧（図 2-b），コンシーラーを使用した化粧（図 2-c）を示す．通常のファンデーションではレーザー照射部の痂皮の色調を完全に隠すのは無理で，コンシーラーが必要である．図 2-c は常盤薬品工業の Cellnew のコンシー

表 4. 主な部分用ファンデーション(コンシーラー)

メーカー ブランド	常盤薬品工業 Cellnew	常盤薬品工業 NOV	ポーラファルマ ルビパール	グラファラボ ラトリーズ カバーマーク オリジナル	岩城製薬 ナビジョン DR	岩城製薬 ナビジョン	ジェイメック プラスリストア	ケイセイ ダーマメディコ
商品名	HQコンシーラー	コンシーラー	コンシーラー コンシーラー ライト	ファンデー ション	スポッツカバー	スポッツカバー	DTカモフラージュ コンシーラー N	UVプロテクト コンシーラープ ラスC
SPF PA	SPF 50+ PA++++	SPF 34 PA+++	SPF 40 PA+++	—	SPF 40 PA+++	SPF 35 PA+++	—	SPF 50 PA+++
容量価格	— 3,500円(税抜)	— 1,500円(税抜)	15 g 2,100円(税抜)	基本色 20 g 2,000円(税抜) 調整色 8 g 1,000円(税抜)	15 g 2,000円(税抜)	15 g 2,000円(税抜)	2 g オープン価格	— 5,000円(税抜)
色		ナチュラル ベージュ ライトベージュ	ナチュラルライ ト	基本色 12色 調整色 6色	明るい肌色 自然な肌色		7色入りパレット	
特 徴	リキッドタイプ ハイドロキノ ン2%	固形タイプ	オイルゲルタイプ	クリームタイプ	クリームタイプ	クリームタイプ	少量の使い切り サイズ, 固形タ イプ	スティックタイプ ビタミンC誘導 体45%

ラーを使用したものである．コンシーラーは多く
のメーカーからそれぞれ工夫されたものが販売さ
れている(表4)．

　色素斑に対するQスイッチレーザー照射後の
カモフラージュメイクとして，① 低刺激で安全性
が高い，② 伸び，つき，持ちがよく，優れたカ
バー力，③ UVカット効果が高い，④ 乾燥せず，
しっとりとした感触を持つ剤型として，オイルゲ
ルタイプコンシーラーに，使用者の肌色に合った
パウダリーファンデーションを重ねることによ
り，色素性疾患患者のレーザー治療後，刻々と変
化する治療部を十分にかつ自然な仕上がりにてカ
バーすることができたとの報告がある[10]．

2．肝斑と化粧

　肝斑は左右対称性に色素斑を生じ，眼囲を避け
るのを特徴とする．女性ホルモンならびに紫外線
が誘発および増悪因子として働く．その他，薬剤
やストレス，遺伝素因の関与も報告されている．
韓国のグループによる皮膚組織を用いた解析の結
果，肝斑病変部では solar elastosis がみられ，慢

性の紫外線曝露などによる光老化が1つの誘因と
して重要であることが明らかにされている[11]．老
人性色素斑と異なり，ケラチノサイトの増殖はな
く，メラノサイトにおけるメラニン生成が亢進
し，かつメラノサイトの数も増加している．共焦
点反射顕微鏡を用いた観察では，肝斑の色素斑全
体において表皮メラノサイトのデンドライトが伸
長しており，色素斑部のメラノサイトは一様に活
性化状態にある[12]．光老化によりメラノサイトの
メラニン生成が亢進した病態であると考えられ
る[11]．Sanchez らの報告によると，76例の肝斑患
者において76例全員が化粧をしていたとのこと
である[13]．色素沈着型皮膚炎を惹起するような特
定の化粧品は同定されておらず，100％の患者が化
粧をしているというのは，色素斑を隠すためであ
ると結論づけている[13]．

　不適切な化粧や洗顔で，肝斑病変部の両頬を刺
激するから色素斑が悪化するのではないかとの指
摘が以前よりあった[14]．この点を検証した論文報
告がある[15]．Lee らはテープストリッピング後の

表 5. 肝斑の病態と治療方針（文献 16 より引用）

<病　態>
・慢性の紫外線曝露，女性ホルモンが発症因子
・上記が増悪因子
・角化細胞の増殖を伴わずに色素細胞が活性化
・真皮線維芽細胞，血管内皮細胞も色素細胞の活性化に関与
・慢性の紫外線曝露の結果，表皮脂質合成，角層バリアの回復に不全
<治療方針>
・遮光
・光老化皮膚の改善：レチノイド，ケミカルピーリング
・活性化色素細胞を抑制：美白剤，レーザートーニング，ケミカルピーリング
・真皮血管増生の抑制：トラネキサム酸
・**角層のケア：正しいスキンケア**

transepidermal water loss（TEWL）が，健常皮膚よりも亢進していることを示した[15]．肝斑の生検組織において角層の厚さも薄いことが示され，慢性の紫外線曝露により真皮の変化に加え，角層のバリア機能不全が生じ，さらに毛細血管の増生も誘導されていることが示されている[15]．したがって肝斑患者では，増悪因子となる紫外線曝露を回避するために，サンスクリーン剤などにより遮光に努めるとともに，角層を保護する正しいスキンケアを行う必要がある（表5）[16]．また，患者心理よりカモフラージュのために化粧療法が必要である．

白斑に対するカモフラージュメイク

尋常性白斑周辺の健常皮膚ではメラノサイトが活性化しており，正常皮膚よりも増強した色素斑としてみられる．これに対しては，前述したように古くから高濃度のハイドロキノン製剤の外用が行われてきた．

一方，白斑そのものの色調に対するカモフラージュメイクが行われている．尋常性白斑診療ガイドラインにおいても，「尋常性白斑患者に QOL 改善を目的として，白斑専用のカモフラージュ化粧品を用いて化粧指導（カモフラージュメイク）を行っても良い．ただし，尋常性白斑を治療する効果がないことおよび保険適応でないことに配慮する必要がある」と記載され，推奨度は C1 となっている．注意点として，白斑専用の化粧品を使用する配慮が求められている．資生堂のパーフェクトカバー® VV やグラファラボラトリーズのカバーマークオリジナル® ファンデーションを用いた報告がある[17]．資生堂のパーフェクトカバー® VV ファンデーションはメラノカバーパウダーと呼ばれる化合物が配合されており，これは白色の光を当てると黄色の干渉光を反射する黒色の薄片状粉体で，その塗布量に応じて皮膚色の濃さが増す．カバーマークオリジナル® ファンデーションは基本色と調整色からなり，白斑に対しては Y5 または DB と呼ばれる基本色あるいは調整色のファンデーションを用い，周囲の正常皮膚色の部分は患者ごとの皮膚色に合わせて使用する．これらのカモフラージュメイクにより有意に DLQI 総スコアが改善したことが報告されている[18]．

おわりに

色素異常症における治療において，その病態を把握しながら，美白剤やカモフラージュメイクを含む化粧療法についても十分な知識と理解を持っておくことが患者の QOL を上げるのに必要である．

文　献

1）美白機能評価専門委員会：新規効能取得のための医薬部外品美白機能評価試験ガイドライン．日香粧品誌，**30**：333-337, 2006.
2）船坂陽子：【統合医療における美容皮膚】化粧品，医薬部外品による美白．*BEAUTY*, **3**(2)：69-78, 2020.
3）船坂陽子：美白剤の作用機序と治療．日皮会誌，

119：2784-2788，2009.

4）船坂陽子：美白剤．皮膚科医がはじめる Cosmetic Dermatology（宮地良樹ほか編），南江堂，pp. 166-184，2003.

5）Matsubayashi T, Sakaeda T, Kita T, et al：Pharmaceutical and clinical assessment of hydroquinone ointment prepared by extemporaneous nonsterile compounding. *Biol Pharm Bull*, **25**：92-96, 2002.

6）Matsubayashi T, Sakaeda T, Kita T, et al：Effects of various conditions and alterations of antioxidant contents on chromatic aberration of hydroquinone ointment. *Biol Pharm Bull*, **26**：120-122, 2003.

7）Arndt KA, Fitzpatrick TB：Topical use of hydroquinone as a depigmenting agent. *JAMA*, **194**：965-967, 1965.

8）Chan R, Park KC, Lee MH, et al：A randomized controlled trial of the efficacy and safety of a fixed triple combination（fluocinolone acetonide 0.01％, hydroquinone 4％, tretinoin 0.05％）compared with hydroquinone 4％ cream in Asian patients with moderate to severe melasma. *Br J Dermatol*, **159**：697-703, 2008.

9）船坂陽子：美容皮膚科と化粧療法．*Fragrance J*, 臨増 **22**：42-45，2019.

10）永井昌義：レーザー治療後のカモフラージュメイクの開発．*Fragrance J*, **35**(8)：74-78，2007.

11）Kang WH, Yoon KY, Lee ES, et al：Melasma：histopathological characteristics in 56 Korean patients. *Br J Dermatol*, **146**：228-237, 2002.

12）Funasaka Y, Mayumi N, Asayama S, et al：In vivo reflectance confocal microscopy for skin imaging in melasma. *J Nippon Med Sch*, **80**：172-173, 2013.

13）Sanchez NP, Pathak MA, Sato S, et al：Melasma：a clinical, light microscopic, ultrastructural, and immunofluorescence study. *J Am Acad Dermatol*, **4**：698-710, 1981.

14）葛西健一郎：肝斑の治療 私はこうしている．*Aesthetic Dermatol*, **20**：368-373，2010.

15）Lee DJ, Lee J, Ha J, et al：Defective barrier function in melasma skin. *J Eur Acad Dermatol Venereol*, **26**：1533-1537, 2012.

16）船坂陽子：【知りたい！美容皮膚科のいま】シミの理論．*J Visual Dermatol*, **12**：628-632，2013.

17）谷岡未樹：メイクアップケア外来でできるカモフラージュメイク．皮膚臨床, **56**：1846-1854, 2014.

18）Tanioka M, Yamamoto Y, Kato M, et al：Camouflage lessons for vitiligo patients improved their quality of life. *J Cosmet Dermatol*, **9**：72-75, 2010.

FAX による注文・住所変更届け

改定：2015 年 1 月

　毎度ご購読いただきましてありがとうございます.

　読者の皆様方に小社の本をより確実にお届けさせていただくために，FAX でのご注文・住所変更届けを受けつけております. この機会に是非ご利用ください.

◇ご利用方法

　FAX 専用注文書・住所変更届けは，そのまま切り離して FAX 用紙としてご利用ください. また，注文の場合手続き終了後，ご購入商品と郵便振替用紙を同封してお送りいたします. **代金が 5,000 円をこえる場合，代金引換便とさせて頂きます.** その他，申し込み・変更届けの方法は電話，郵便はがきも同様です.

◇代金引換について

　本の代金が 5,000 円をこえる場合，代金引換とさせて頂きます. 配達員が商品をお届けした際に，現金またはクレジットカード・デビットカードにて代金を配達員にお支払い下さい(本の代金＋消費税＋送料). (※年間定期購読と同時に 5,000 円をこえるご注文を頂いた場合は代金引換とはなりません. 郵便振替用紙を同封して発送いたします. 代金後払いという形になります. 送料は定期購読を含むご注文の場合は頂きません)

◇年間定期購読のお申し込みについて

　年間定期購読は，1 年分を前金で頂いておりますため，代金引換とはなりません. 郵便振替用紙を本と同封または別送いたします. 送料無料，また何月号からでもお申込み頂けます.

　毎年末，次年度定期購読のご案内をお送りいたしますので，定期購読更新のお手間が非常に少なく済みます.

◇住所変更届けについて

　年間購読をお申し込みされております方は，その期間中お届け先が変更します際，必ずご連絡下さいますようよろしくお願い致します.

◇取消，変更について

　取消，変更につきましては，お早めに FAX，お電話でお知らせ下さい.

　返品は，原則として受けつけておりませんが，返品の場合の郵送料はお客様負担とさせていただきます. その際は必ず小社へご連絡ください.

◇ご送本について

　ご送本につきましては，ご注文がありましてから約 1 週間前後とみていただきたいと思います. お急ぎの方は，ご注文の際にその旨をご記入ください. 至急送らせていただきます. 2〜3 日でお手元に届くように手配いたします.

◇個人情報の利用目的

　お客様から収集させていただいた個人情報，ご注文情報は本サービスを提供する目的(本の発送，ご注文内容の確認，問い合わせに対しての回答等)以外には利用することはございません.

　その他，ご不明な点は小社までご連絡ください.

株式会社　全日本病院出版会　〒113-0033 東京都文京区本郷 3-16-4-7F　電話 03(5689)5989　FAX03(5689)8030　郵便振替口座 00160-9-58753

FAX 専用注文用紙 | 5,000 円以上代金引換 (皮 '20.8)

Derma 年間定期購読申し込み（送料無料）
□ 2020 年＿＿月～12 月　　□ 2019 年 1 月～12 月（定価 41,690 円）

□ Derma バックナンバー申し込み（号数と冊数をご記入ください）

No.	/	冊	No.	/	冊	No.	/	冊

Monthly Book Derma. 創刊 20 周年記念書籍
□ そこが知りたい 達人が伝授する日常皮膚診療の極意と裏ワザ（定価 13,200 円）　冊

Monthly Book Derma. 創刊 15 周年記念書籍
□ 匠に学ぶ皮膚科外用療法―古きを生かす，最新を使う―（定価 7,150 円）　冊

Monthly Book Derma. No. 294（'20.4 月増刊号）
□ "顔の赤み" 鑑別・治療アトラス（定価 6,380 円）**新刊**　冊

Monthly Book Derma. No. 288（'19.10 月増大号）
□ 実践！皮膚外科小手術・皮弁術アトラス（定価 5,280 円）　冊

Monthly Book Derma. No. 281（'19.4 月増刊号）
□ これで鑑別は OK！ ダーモスコピー診断アトラス（定価 6,160 円）　冊

Monthly Book Derma. No. 275（'18.10 月増大号）
□ 外来でてこずる皮膚疾患の治療の極意（定価 5,280 円）　冊

Monthly Book Derma. No. 268（'18.4 月増刊号）
□ これが皮膚科診療スペシャリストの目線！ 診断・検査マニュアル（定価 6,160 円）　冊

PEPARS 年間定期購読申し込み（送料無料）
□ 2020 年＿＿月～12 月　　□ 2019 年 1 月～12 月（定価 42,020 円）

□ PEPARS バックナンバー申し込み
（号数と冊数をご記入ください）

No.	/	冊	No.	/	冊

PEPARS No. 147（'19.3 月増大号）
□ 美容医療の安全管理とトラブルシューティング（定価 5,720 円）　冊

PEPARS No. 135（'18.3 月増大号）
□ ベーシック＆アドバンス 皮弁テクニック（定価 5,720 円）　冊

□ 図解 こどものあざとできもの―診断力を身につける― **新刊**　冊

□ Kampo Medicine　経方理論への第一歩（定価 3,300 円）**新刊**　冊

□ ストレスチェック時代の睡眠・生活リズム改善実践マニュアル（定価 3,630 円）**新刊**　冊

□ 美容外科手術―合併症と対策―（定価 22,000 円）**新刊**　冊

□ 足育学 外来でみるフットケア・フットヘルスウェア（定価 7,700 円）　冊

□ ケロイド・肥厚性瘢痕 診断・治療指針 2018（定価 4,180 円）　冊

□ 実践アトラス 美容外科注入治療 改訂第 2 版（定価 9,900 円）　冊

□ Non-Surgical 美容医療超実践講座（定価 15,400 円）　冊

□ カラーアトラス 爪の診療実践ガイド（定価 7,920 円）　冊

□ スキルアップ！ニキビ治療実践マニュアル（定価 5,720 円）　冊

□ イチからはじめる 美容医療機器の理論と実践（定価 6,600 円）　冊

その他（雑誌名/号数，書名と冊数をご記入ください）
□

お名前	フリガナ		診療科
		要捺印	
ご送付先	〒　　　―		

TEL：　　（　　　）　　　　　　FAX：　　（　　　）

FAX 03-5689-8030 全日本病院出版会行

全日本病院出版会行
FAX 03-5689-8030

年　月　日

住 所 変 更 届 け

お名前	フリガナ	
お客様番号		毎回お送りしています封筒のお名前の右上に印字されております8ケタの番号をご記入下さい。

新お届け先	〒　　　　都道 　　　　　府県

新電話番号	（　　　　　）

変更日付	年　月　日より	月号より

旧お届け先	〒

※ 年間購読を注文されております雑誌・書籍名に✓を付けて下さい。
- ☐ Monthly Book Orthopaedics（月刊誌）
- ☐ Monthly Book Derma.（月刊誌）
- ☐ 整形外科最小侵襲手術ジャーナル（季刊誌）
- ☐ Monthly Book Medical Rehabilitation（月刊誌）
- ☐ Monthly Book ENTONI（月刊誌）
- ☐ PEPARS（月刊誌）
- ☐ Monthly Book OCULISTA（月刊誌）

FAX 03-5689-8030

全日本病院出版会行